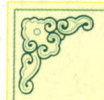

〖 国医绝学百日通 〗

黄帝内经中的女人养颜经

李玉波 翟志光 袁香桃 ◎ 主编

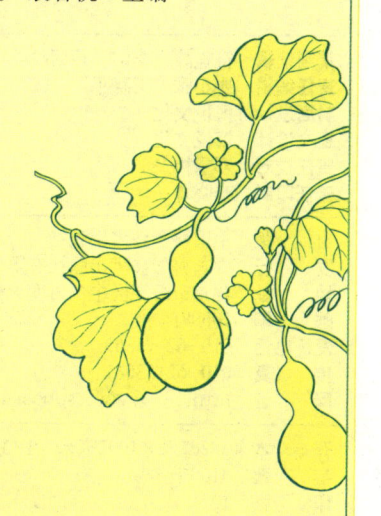

中国科学技术出版社
·北京·

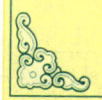

图书在版编目（CIP）数据

黄帝内经中的女人养颜经 / 李玉波, 翟志光, 袁香桃主编. -- 北京: 中国科学技术出版社, 2025.2
（国医绝学百日通）
ISBN 978-7-5236-0766-4

Ⅰ.①黄… Ⅱ.①李…②翟…③袁… Ⅲ.①《内经》—女性—美容 Ⅳ.①R221②TS974.13

中国国家版本馆CIP数据核字(2024)第098641号

策划编辑	符晓静　李洁　卢紫晔
责任编辑	曹小雅　王晓平
封面设计	博悦文化
正文设计	博悦文化
责任校对	邓雪梅
责任印制	李晓霖

出　　版	中国科学技术出版社
发　　行	中国科学技术出版社有限公司
地　　址	北京市海淀区中关村南大街 16 号
邮　　编	100081
发行电话	010-62173865
传　　真	010-62173081
网　　址	http://www.cspbooks.com.cn

开　　本	787毫米×1092毫米　1/32
字　　数	4100千字
印　　张	123
版　　次	2025 年 2 月第 1 版
印　　次	2025 年 2 月第 1 次印刷
印　　刷	小森印刷（天津）有限公司
书　　号	ISBN 978-7-5236-0766-4 / R · 3282
定　　价	615.00元（全41册）

（凡购买本社图书，如有缺页、倒页、脱页者，本社销售中心负责调换）

《目录》

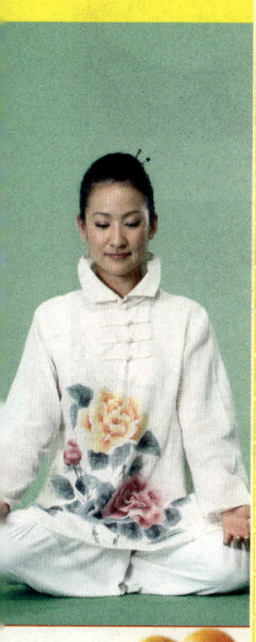

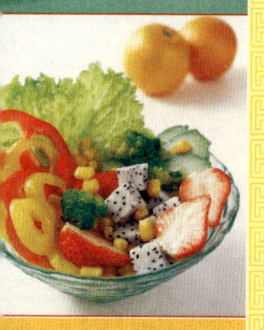

一、《黄帝内经》说阴阳平衡是美丽的基石...1

二、《黄帝内经》倡导气血充盈才美丽.........9

三、《黄帝内经》最早提出平和情志............17

四、《黄帝内经》教你用中药养颜................21

五、《黄帝内经》教你最好用的饮食养颜法 ...29

六、《黄帝内经》提倡的健康养颜的性爱方式...37

七、《黄帝内经》依据不同体质科学养颜....40

八、《黄帝内经》教你春季养颜——排出毒素，唤醒肌肤............45

九、《黄帝内经》教你夏季养颜——防暑祛痘，让肌肤更清新............49

十、《黄帝内经》教你秋季养颜——润肺祛燥，让肌肤永葆水嫩............53

十一、《黄帝内经》教你冬季养颜——防病、养颜一起来............57

十二、《黄帝内经》教你养心——安神、养颜从"心"开始............61

十三、《黄帝内经》教你养肝——肝血充足，女人自然美丽............64

十四、《黄帝内经》教你养肺——养肺、润肤、防干燥............67

十五、《黄帝内经》教你养脾——生发气血，

| 1 |

带来好气色..................................69

十六、《黄帝内经》教你养肾——肾气足的女人最美丽..................................72

十七、《黄帝内经》教你养胆——美容嫩肤先养胆..................................75

十八、《黄帝内经》教你养肠——肠道无毒，肌肤更健康..................................77

十九、《黄帝内经》教你养胃——健胃才能防衰老..................................79

二十、《黄帝内经》教你养膀胱——津液充足，美颜无忧..................................81

二十一、《黄帝内经》教你养三焦——气血畅通，"花期"永驻..................................83

二十二、《黄帝内经》中的经期调养美颜法.....84

二十三、《黄帝内经》倡导的经穴疗法........87

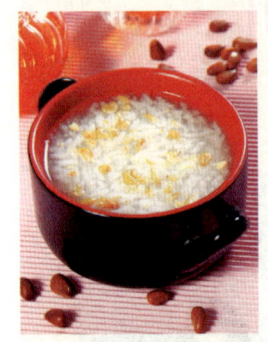

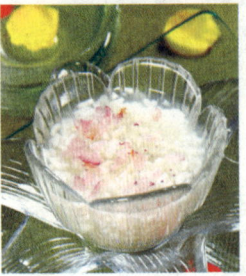

一、《黄帝内经》说阴阳平衡是美丽的基石

内经原文

天地者，万物之上下也；阴阳者，血气之男女也；左右者，阴阳之道路也；水火者，阴阳之征兆也；阴阳者，万物之能始也。

——《素问·阴阳应象大论》

生之本，本于阴阳。

——《素问·生气通天论》

水火者，阴阳之征兆也……水为阴，火为阳。

——《素问·阴阳应象大论》

夫言人之阴阳，则外为阳，内为阴；言人身之阴阳，则背为阳，腹为阴；言人身之藏府（脏腑）中阴阳，则藏者为阴，府者为阳。

——《素问·金匮真言论》

何谓阴阳

《黄帝内经》提出阴阳是自然界运动变化的总规律，自然万物普遍存在着阴阳，生命活动不能违反阴阳的规律。人的生、长、衰、亡和疾病的变化，其根本原因都在于阴阳的运动。阴阳的划分有一定的规律，如人体上半身为阳，下半身为阴；人体后背为阳，胸腹为阴；人体内五脏为阴，六腑为阳。

阴阳失衡对女性的影响

《黄帝内经》认为，任何事物都是由阴阳两个方面组成的，人体也一样。体内的阴阳平衡了，人才能呈现出气血充足、容光焕发、精力充沛、

脏腑安康的状态。因此，只有做到阴阳平衡，才能保证人体健康，才能彰显女性的妩媚、动人。而一旦阴阳失衡，身体便会出现各种各样的问题。阴阳轻度失衡会使人体长期处于亚健康状态；阴阳中度失衡会致病，并导致人体早衰；阴阳重度失衡会加重病情；阴阳离决则会导致生命中止。

女性养阳的保健方案

□女性养阳的饮食法

阳气不足的女性（即阳虚体质的女性）常表现为脸色苍白、畏寒喜暖、全身倦怠、小便清长、大便时稀、自汗、脉沉乏力、舌淡胖等。这类女性养生应重在补阳祛寒。而肾脏是阳气的根本，因此补阳的同时也要养肾。

>> 助养阳气的5种食材

1. 羊肉

羊肉性温，具有补气壮阳、暖中补虚、开胃健体的功效，历来被当作冬季进补的重要食品之一。羊肉在《本草纲目》中被称为补元阳、益血气的温热补品，可以去湿气、避寒冷、暖心胃，还具有补肾壮阳的作用。另外，羊肉肉质细嫩，容易被消化，多吃羊肉可以提升身体素质，提高抗病能力。

羊肉

现代营养学认为，羊肉含有丰富的蛋白质、维生素和矿物质，营养全面。例如，它的含氮量20%以上；钙、磷等矿物质含量高于猪肉，类似于中等肥度的牛肉；其所含的赖氨酸、精氨酸、组氨酸、丝氨酸等必需氨基酸也均高于牛肉、猪肉和鸡肉。

2. 鹿肉

鹿肉是纯阳之物，具有补肾阳、益精血的功效。与其他肉类相比，鹿肉的壮阳补肾作用更为显著，尤其适合伴有肾气虚弱、手足凉的阳虚证女性食用。

3. 鸡肉

鸡肉是温性食物，是滋补身体理想的"济世良药"。中医认为，鸡肉具有温中益气、滋补血液、补肾益精、补心镇静、养肝明目的作用，对营养不良、畏寒怕冷、乏力疲劳、月经不调、贫血、虚弱等症有很好的食疗作用，尤其适用于阳虚体质的女性。

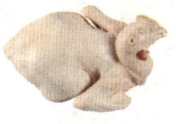

鸡肉

4. 韭菜

韭菜性温，有"起阳草"之称。可见，韭菜在养阳气方面具有非常显著的效果。中医认为，韭菜具有温中开胃、行气活血、补肾助阳、调和脏腑、暖腰膝的作用，对于女性因阳虚引起的月经不调、痛经、崩漏带下、腰膝酸痛等症具有很好的食疗功效。另外，韭菜还能抗疲劳，有助于恢复体力。

韭菜

5. 虾

虾是有名的壮阳品，具有补肾壮阳、益气养血、通络散寒、化瘀解毒、开胃、通乳等功效，对女性肾虚、乳汁不通、筋骨疼痛、全身瘙痒、皮肤溃疡、身体虚弱和神经衰弱等症有益。有宿疾的女性不宜食用。

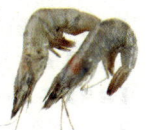

现代营养学认为，虾的营养极为丰富，尤其是蛋白质、钙的含量都比其他食物多，女性经常食用可滋养肌肤，预防骨质疏松。

虾

>> 壮阳补肾的特效食谱

【南瓜牛奶鸡肉粥】

【材料】南瓜80克，大米1杯，洋葱30克，鸡肉40克，牛奶2杯，天麻10克。

【调料】盐、胡椒粉、奶油各少许。

【做法】①锅中放入半杯水，加入天麻煮10分钟，去渣取汁，备用。②南瓜去皮，切成丁状；洋葱、鸡肉也切丁；大米浸泡1小时后淘洗干净。③锅中放奶油，将洋葱、鸡肉略炒；放入大米，加适量水，用小火煮20分钟。④将南瓜、牛奶、天麻药汁加入锅中，煮10分钟，然后用盐、胡椒粉调味便可起锅。

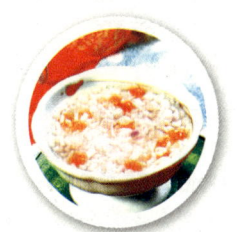

南瓜牛奶鸡肉粥

营养师小叮咛 鸡肉是平补阴阳之品，可补益肾精，平衡阴阳。这道粥品具有补中益气、镇静安神的功效，能延缓衰老、滋润肌肤。

【玉米鸡肉汤】

【材料】鸡肉200克，玉米1罐，白、绿葱丝少许，姜末少许。

【调料】咖喱酱、酱油、鸡汤、盐各适量。

【做法】①鸡肉洗净后切厚片，再顶刀切条。②玉米洗净，切块，备用。③汤锅中加适量鸡汤烧沸，下鸡肉、玉米，放入咖喱酱、姜末、酱油、盐煮至材料熟透时，撒葱丝即可。

营养师小叮咛 鸡肉对营养不良、畏寒怕冷、乏力疲劳、月经不调、虚弱等有很好的食疗作用。中医认为，鸡肉有温中益气、补虚填精等功效。

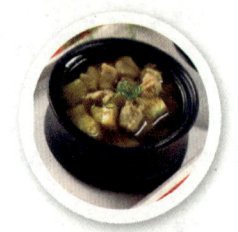

玉米鸡肉汤

【鲜虾时蔬汤】

【材料】鲜虾、圆白菜各100克，蒜末、姜末各少许。

【调料】高汤、黄油、番茄酱、辣酱、料酒、盐、味精、胡椒粉各适量。

【做法】①鲜虾去虾线后洗净，备用；圆白菜洗净，切块，备用。②锅内放黄油预热，放入蒜末、姜末、辣酱、番茄酱炒香，再放入鲜虾、圆白菜同炒。③最后烹入料酒，加入高汤，放入盐、味精、胡椒粉煮至入味即可。

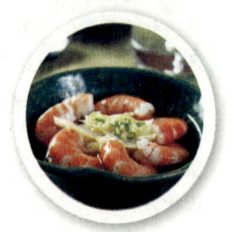

鲜虾时蔬汤

营养师小叮咛 圆白菜中维生素C的含量比大白菜高出一半左右，而且富含叶酸。所以，怀孕的女性、贫血患者应当多吃些圆白菜。

【枸杞子黑豆羊骨汤】

【材料】羊骨350克，红枣30颗，枸杞子20克，黑豆50克。

【调料】酱油、盐各适量。

【做法】①羊骨洗净砸碎，放入沸水中汆烫。②将

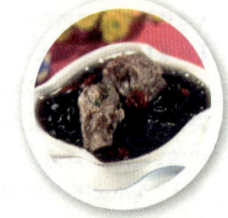

枸杞子黑豆羊骨汤

枸杞子、红枣挑去杂质，洗净。③黑豆洗净，加水浸泡2小时，然后放入锅中，加入汆烫好的羊骨块、枸杞子、红枣，用大火煮沸，然后用小火炖煮至烂熟，加入酱油、盐调味即可。

营养师小叮咛　羊骨有补肾、强筋的作用，可用于血小板减少性紫癜、再生障碍性贫血、筋骨疼痛等病症的食补。

【韭菜鲜虾粥】

【材料】鲜韭菜50克，虾100克，粳米100克，姜末适量。

【调料】盐适量。

【做法】①粳米洗净，用水浸泡30分钟；虾洗净，去皮，挑去虾线；韭菜洗净，切碎，备用。②粳米放入锅中煮粥，快熟时放入虾仁、韭菜、姜末、盐，净虾仁煮烂即可。

营养师小叮咛　韭菜、虾都是壮阳补肾的佳品，十分适合阳虚体质的女性食用。经常食用此粥，可改善女性肢冷畏寒、面色苍白等症。

【当归生姜羊肉汤】

【材料】羊肉200克，白萝卜块100克，当归片、生姜片、枸杞子各适量。

【调料】料酒、胡椒粉、盐各适量。

【做法】①羊肉洗净，切块。②将羊肉块用大火煮尽血水，捞出，洗净血水，备用。③取炖盅一个，下羊肉块、白萝卜块、当归片、生姜片和枸杞子，注入适量清水、料酒，加盖，用大火隔水炖约2.5小时，调入盐、胡椒粉即可。

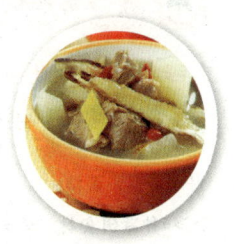

当归生姜羊肉汤

营养师小叮咛　羊肉具有助养阳气的功效，与白萝卜搭配，还能益气补气。

□阳虚体质者的其他养生法

>>精神调养

中医认为，阳气不足者常表现出情绪不佳，易于悲伤，故必须加强精神调养，要善于调节自己的情感，消除不良情绪的影响。

>>环境调摄

阳虚体质多形寒肢冷，喜暖怕凉，故阳虚体质者尤应重视环境调摄。

有人指出，若在夏季进行20～30次日光浴，每次15～20分钟所得的紫外线将能使用一年。年老及体弱之人，夏季不要在外露宿，不要让电扇直吹，也不要在阴凉处停留过久。

>> 加强体育锻炼

适当的运动可以强身健体，促进新陈代谢。耐寒锻炼，最好从夏天开始，要循序渐进，持之以恒。适宜的运动方式有散步、慢跑、太极拳、五禽戏等。

散步是不错的运动方式，如果没有固定的散步时间，女性不妨在上下班时尽量以走路代替乘车

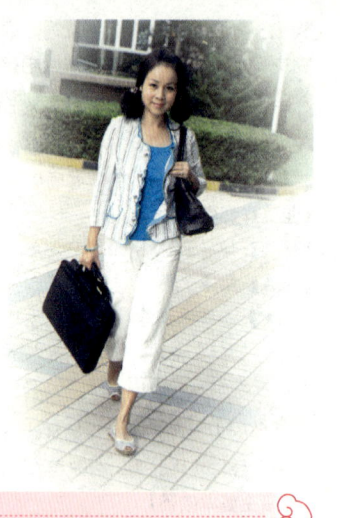

女性滋阴的保健方案

□ 女性滋阴的饮食法

阴虚体质的女性常表现为形体消瘦、面色潮红、口干舌燥、手足心热、睡眠少、大便干燥、小便发黄、多喜冷饮、脉细数、舌红少苔。中医认为，肝藏血，肾藏精，所以阴虚的女性养生应重在补阴清热、滋养肝肾。

>> 5种滋阴食材，让女性更美丽

1. 银耳

银耳是平性食物，具有滋阴养胃、润肺生津的功效，尤其适合阴虚的女性食用。长期食用银耳，可滋养肌肤，淡化色斑，使皮肤细腻、红润、有光泽。

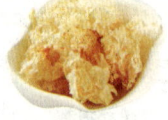

2. 鸡蛋

鸡蛋性平，具有补血养肺、滋阴润燥的功效，对女性气血不足、胎动不安、热病烦渴等症均有较好的食疗作用，是平补阴阳的常用食品。另外，在现代营养学的理论中，鸡蛋是高蛋白食物，与人体蛋白质组成相似，其蛋白质的人体吸收率极高，常吃鸡蛋可提高人体免疫力。

银耳

3. 泥鳅

　　泥鳅性平，不具有大寒大热的属性，因此具有平衡阴阳、补中益气、养肾生精的作用。经常食用，可提高身体免疫力。

4. 燕窝

　　燕窝味甘、性平，具有益气补血、滋阴润燥的功效，是女性保健、养颜的滋补佳品。燕窝含有多种对身体有益的营养成分，可预防由女性经期失血过多造成的贫血等症。

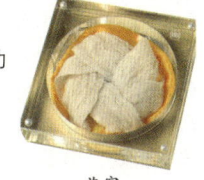

燕窝

5. 雪蛤

　　雪蛤具有滋阴润肺、补肾益精、平肝养胃等功效，对于伴有神疲乏力、心悸失眠、盗汗不止等症的、阴虚体弱的女性具有很好的保健作用。经常食用雪蛤，可起到抗衰驻颜、滋养容颜的神奇功效，还能增强人体免疫系统的功能。

>> 滋阴养颜的特效食谱

【核桃银耳汤】

【材料】水发银耳、核桃仁、葡萄干各50克。

【调料】水淀粉、白糖、蜂蜜各适量。

【做法】①银耳洗净，摘成小朵，加适量白糖、清水，上笼蒸至软糯；核桃仁掰成小块，炒香；葡萄干洗净。②锅内放清水、核桃仁、葡萄干，烧开改用中火煮约20分钟后改用大火，加入银耳、蜂蜜、白糖，烧开后用水淀粉勾芡即成。

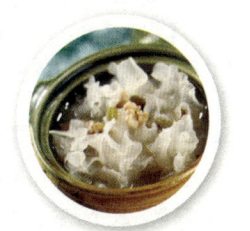

核桃银耳汤

营养师小叮咛　　葡萄干中的铁和钙含量十分丰富，是女性及体弱贫血者的滋补佳品，可补气血、暖肾，预防贫血及血小板减少。

【猪皮老鸭汤】

【材料】瘦老鸭1只，猪皮10克，火腿30克，生姜4片。

【调料】胡椒10克，料酒少许，盐适量。

【做法】①老鸭剖洗干净，沥干水；胡椒洗净，放入鸭肚内；猪皮洗净。②油锅烧热，下生姜爆至表面微黄。③把猪皮与老鸭、火腿、料酒一齐放入锅内，加适量开水，加盖，小火炖3小时，加盐调味即成。

营养师小叮咛 鸭肉可滋阴养胃,胡椒可温中下气,二者搭配煲汤,保健功效更好。

【老鸭汤】

【材料】 净老鸭1只,冬瓜200克,莲子100克,红枣3颗,姜少许。

【调料】 盐、胡椒粉、陈皮、味精各适量。

【做法】 ①将净老鸭洗净,剁块;冬瓜洗净,带皮切大块。②姜拍破;莲子去芯,洗净;红枣洗净。③煲内加水、姜、陈皮、鸭块、冬瓜、莲子、红枣,用大火煮沸,改用小火煲90分钟,调入盐、胡椒粉、味精装入碗中即可。

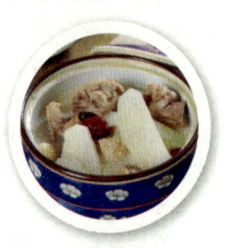

老鸭汤

营养师小叮咛 鸭肉营养丰富,鲜嫩味美,可为人体补充水分,有清热解毒、滋阴降火和滋补之功效。

【海带绿豆粥】

【材料】 绿豆半杯,泡发海带100克,大米半杯。

【做法】 ①泡发的海带切碎;大米淘洗干净,用清水浸泡一会儿;绿豆洗净。②海带、大米、绿豆一同放入锅中,加适量水煮成粥即可。

营养师小叮咛 阴虚体质的女性往往会有身体燥热的现象,饮食上应侧重滋阴清热,而海带和绿豆都是清热的理想食物,具有滋阴润燥、清热解毒、祛痘的功效。阴虚体质的女性可常食此粥。

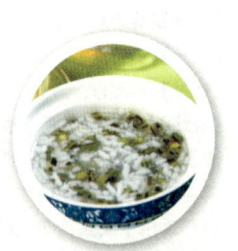

海带绿豆粥

□ 阴虚体质者的精神调养法

阴虚体质的女性性情较急躁,常常心烦易怒,这是阴虚火旺、火扰神明之故,因此应遵循《黄帝内经》中"恬淡虚无""精神内守"的养神大法。平时在工作中,加强自我涵养,做到遇事不慌、冷静、沉着,闲暇时间可多听听悠扬的音乐。

二、《黄帝内经》倡导气血充盈才美丽

内经原文

黄帝问曰：愿闻九针之解，虚实之道。岐伯对曰：刺虚则实之者，针下热也。气实乃热也。满而泄之者，针下寒也，气虚乃寒也。

——《素问·针解》

人饮食、劳倦即伤脾，又或遇太阴司天，天数不及，即少阳作接间至，即谓之虚也，此即人气虚而天气虚也。又遇饮食饱甚，汗出于胃，醉饱行房，汗出于脾，因而三虚，脾神失守，脾为谏议之官，智周出焉。

——《素问·本病论》

气虚则肩背痛，寒，少气不足以息，溺色变。

——《灵枢·经脉》

帝曰：血并于阴，气并于阳，如是血气离居，何者为实？何者为虚？岐伯曰：血气者喜温而恶寒，寒则泣不能流，温则消而去之，是故气之所并为血虚，血之所并为气虚。

——《素问·调经论》

黄帝问曰：愿闻虚实之要？岐伯对曰：气实形实，气虚形虚，此其常也，反此者病。谷盛气盛，谷虚气虚此其常也，反此者病。脉实血实，脉虚血虚，此其常也，反此者病。

——《素问·刺志论》

谨防气血亏虚影响女性的健康与美丽

《黄帝内经》认为，气、血是构成人体生命及各种生理活动的基本物质，对女性而言，气血的调养更为重要。如果人体的气血呈现平衡、充盈的状态，那么人体就能保持精力充沛、身体强健、延年益寿、容颜美丽；反之，则招致百病。

🔲 气虚的4种症状

中医认为，气是维持人体各种生理功能的一种基础物质。气包括人身元气及各脏腑之气，气能生血，气能生津，气能推动阴津血液的正常运行。一旦气虚，就容易出现多汗、出血、瘀血等症状。气的盛衰与机体的功能活动强弱有关。饮食损伤脾胃，或劳倦内伤，或大病久病损伤元气，或年老体弱，均可形成气虚证。如果气出了问题，人体就会生病。常见的症状有4种。

≫气陷

气陷指气上升不足或下降太过。气在人体内的运动是升降有序的，上升的过程能将体内的营养物质运输到头部，维持各器官在体内的位置；下降则能使进入人体的物质由上而下地依次传递，最终排出体外。上升不足会导致头部缺血、缺氧或脏腑不能固定在相应的位置，从而出现精神不振、眼前发黑、头晕、健忘、崩漏等症；下降太过则会导致食物在体内传输过快或代谢物过度排出，出现尿频、腹泻等症。

≫气逆

气逆指体内的气上升太过或下降不足导致的疾病。上升太过会导致头部过度充血，从而出现头晕、胀痛、易怒、两肋胀痛、月经过多等症，严重者还会出现昏迷、偏瘫、口角歪斜等症；下降不足则会导致食物消化吸收不良，出现恶心、呕吐、泛酸等症。

≫气滞

气滞指气在体内运行不畅，最常见的症状就是胀痛。气滞的部位不同，出现胀痛的部位也不同，如痛经就是典型的气滞引起的疾病。

≫气郁

气郁指气结聚在体内，不能在全身运行。如果气发生郁结，不能正常运行，会导致人体的正常生理功能出现一定程度的障碍，如女性手足凉、胸闷憋气等。

🔲 血亏是女性健康、美容的大敌

血是滋养人体的重要物质，能将气传递到全身各个脏器。对于女性来说，血尤为重要。血充足，则颜面润泽、身强体健；血亏损或运行失常，则会导致各种不适，如健忘、面色苍白、虚劳、心悸、失眠、头晕、目眩、头痛、月经不调等。尤其是女性具有生理期，由于经血的流失，激素分泌水平降低，常常会导致月经紊乱，从而出现肌肤粗糙、肤色暗沉、黑眼圈、青春痘等肌肤问题。因此，若想在源头上解决问题，女性在经期必须注意补血。从西医角度来看，血虚体质的女性的血液黏度低，血液呈稀、清、淡的状态，患各种贫血、急慢性血液病、血小板减少、钩虫病等疾病的概率高于其他体质者。

益气补气的保健方案

□益气补气的饮食方案

>>3种补气的黄金食材

1. 山药

　　山药具有补脾养胃、生津益肺、补肾益精等功效，对脾虚食少、久泻不止、肺虚喘咳、肾虚遗精、尿频等症具有很好的食疗作用。常食山药，可增强人体免疫力，延缓细胞衰老，因此有"常服山药延年益寿"的说法。

山药

2. 糯米

　　糯米是一种温和的滋补品，可以健脾胃，被人们誉为"脾之果"。糯米还具有补中益气、补气固表等功效，可用于气虚自汗、口渴唇干、夜尿频多、神经衰弱等症的食疗，也适用于气虚引起的汗虚、气短无力、妊娠坠胀及脾胃虚寒导致的反胃、食欲下降、泄泻等症。

糯米

3. 栗子

　　栗子具有养胃健脾、补养气血、补肾强筋、活血止血的功效。其滋补功能，可与人参、黄芪、当归等相媲美，尤其对女性肾虚有良好的疗效。栗子可用于辅助治疗因脾胃虚寒引起的慢性腹泻及肾虚所致的腰

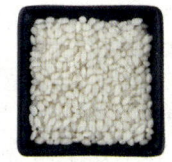

栗子

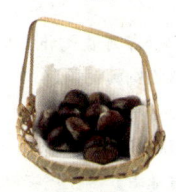

膝酸软、腰肢不遂、小便频数以及折伤肿痛等症。

>> 益气滋补的中药材

1.党参

党参是我国常用的传统补益药，具有补中益气、健脾养肺的作用，适用于脾肺虚弱、心悸气短、虚喘咳嗽等症。适量服用党参，可增强人体免疫力，改善微循环，增强人体造血功能，还能有效降低血压。

党参

2.黄芪

黄芪具有补气固表、利水消肿等功效。现代药理研究显示，黄芪含有多种对人体有益的营养成分，如蔗糖、氨基酸、叶酸及硒、锌等矿物质，可增强人体免疫力，有效降血压，还能延缓衰老，保持肌肤水嫩。

3.西洋参

西洋参又称花旗参，是补气保健的首选药材，具有增强中枢神经系统功能、保护心血管系统、促进血液循环、辅助治疗糖尿病、提高人体免疫力等功效。

西洋参

4.灵芝

灵芝又称灵芝草，是益气佳品，对虚劳、气喘、咳嗽、失眠、消化不良等症具有不错的辅助疗效。研究表明，灵芝具有降血压、祛痰、养肝、强化心脏功能等作用，还能提高人体免疫力。

灵芝

5.冬虫夏草

冬虫夏草也称虫草，是一种传统的名贵滋补药材，可平补阴阳，具有养肺润燥、缓解疲劳、增强人体免疫力等功效。另外，冬虫夏草对肿瘤也有辅助疗效。

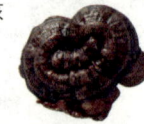

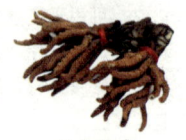

冬虫夏草

>> 推荐益气补气养生餐

【鸽枸黄芪粥】

【材料】粳米200克，乳鸽肉100克，枸杞子、黄芪各30克。

【调料】盐、味精、香油各适量。

【做法】①在锅中放入适量清水，放入黄芪煎煮取汁；鸽肉洗净，剁成肉泥；

粳米、枸杞子洗净,备用。②在锅中加入适量清水,放入粳米、黄芪汁、鸽肉泥、枸杞子,小火煮至米烂粥稠,再加入盐、味精,淋入香油,拌匀即可装碗。

营养师小叮咛 中医认为,黄芪有补气固表、利尿、解毒排脓等作用,对气短、心悸、慢性肾炎、脱水等症具有较好的辅助治疗作用。

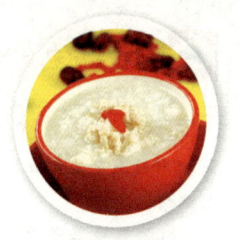

鸽枸黄芪粥

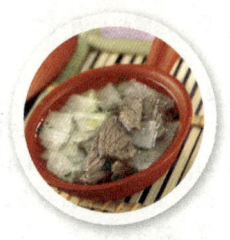

【蚝油羊肉洋葱汤】

【材料】羊肉300克,洋葱2个,姜末少许。

【调料】盐适量,蚝油1大匙,味精半小匙。

【做法】①羊肉洗净,切成薄片,放入沸水中氽烫一下,去油脂,捞出,洗净,备用;洋葱去皮,洗净,切块,备用。②油锅烧热,下入姜末、洋葱块略炒,加入适量清水烧沸,放入羊肉,最后加调料煮至入味即可出锅。

蚝油羊肉洋葱汤

营养师小叮咛 羊肉具有益气补虚、助阳健体的作用,可为身体补充能量,并促进血液循环。经常食用羊肉还可改善晦暗的肤色,令肌肤看起来红润、有光泽。

□ 益气补气的其他保健方案

>> 精神养生

气虚体质的女性遇事常钻牛角尖,切记七情郁结最伤肝,肝伤则必伤脾,所以要避免思虑过度,学会调节情绪。

>> 起居养生

谨避风寒,不要过劳。气虚体质是比较娇嫩的体质,不能形体过劳,应不熬夜、三餐规律、大便定时、坚持适合自己的运动。

养血补血的保健方案

□ 养血补血的饮食方案

>> 9种补血黄金食物

1. 红糖

红糖具有养血活血、温中暖胃的功效,对女性月经不调、痛经、宫寒、产后恶露不净等症具有很好的疗效,还能防止因经血流失引起的贫血。因此,经期血流量大、腹痛的女性可多喝一点红糖水。

红糖

2. 蛋黄

蛋黄中含有丰富的铁质,可预防女性缺铁性贫血。中医认为,蛋黄具有滋阴润燥、补血养血的功效,适用于阴血亏虚引起的心烦不安、失眠、心悸、盗汗等症。

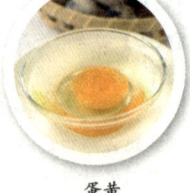

蛋黄

3. 乌鸡

乌鸡具有滋阴补血、清热除烦、美容养颜的功效,补血效果尤为显著,对女性虚劳所致的月经不调、赤白带下、腰膝酸软及气血虚亏引起的妇科疾病都有很好的食疗作用。

4. 龙眼肉

龙眼肉自古就被人们视为滋补佳品,具有滋阴健脾、补血养血、养心安神的功效,尤其适合血虚体质的女性食用。

龙眼肉

5. 黑芝麻

黑芝麻具有养血生津、滋补肝肾的功效。中医认为,发为血之余。因此,黑芝麻在养血的同时也能滋养头发,对女性由肝肾精血不足引起的身体虚弱无力、须发早白、腰膝酸软、大便秘结、皮肤干燥等有很好的食疗作用。

6. 阿胶

阿胶是补血"圣品",具有很好的补血效果,贫血的女性可适当服用阿胶来补血。另外,阿胶还有很

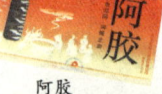

阿胶

好的美容功效，可滋润肌肤，令肌肤红润，让女性拥有好气色。

7. 菠菜

菠菜是以补铁补血著称的蔬菜，富含多种维生素及铁质有助于预防缺铁性贫血。

菠菜

8. 桑葚

桑葚具有滋阴益肾、养肝补血的功效，对于女性阴亏血虚、头晕耳鸣、皮肤干燥、须发早白、神经衰弱及大便秘结等症有很好的食疗效果。在食用时，若与黑芝麻搭配，其补血、美颜、乌发效果更佳。

9. 黑豆

黑豆不仅具有乌发、养发的功效，而且还具有很好的养血、补血作用。建议产后的女性适量食用黑豆。

黑豆

>> 推荐补血养生餐

【猪肝菠菜粥】

【材料】猪肝200克，菠菜1棵，大米2杯。

【调料】盐2小匙。

【做法】①大米淘洗干净，加适量水以大火煮沸，煮沸后转小火煮至米粒熟软。②猪肝洗净，切成薄片；菠菜去根和茎，留叶，洗净，切成小段。③将猪肝片加入粥中煮熟，下菠菜煮沸，加盐调味即成。

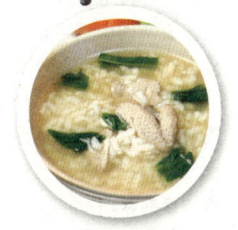

猪肝菠菜粥

营养师小叮咛　猪肝、菠菜均含有丰富的铁，是养血补血的理想食材，二者对预防缺铁性贫血十分有效。

【黑木耳瘦肉红枣汤】

【材料】猪瘦肉300克，黑木耳30克，红枣20颗。

【调料】酱油、料酒、淀粉、盐、味精各适量。

【做法】①黑木耳用温水泡开，去蒂，洗净；红枣去核，洗净；猪肉洗净，切片，用酱油、料酒、淀粉腌10分钟，备用。②将黑木耳、红枣一同放入锅中，加入适量的清水，小火煲煮，20分钟

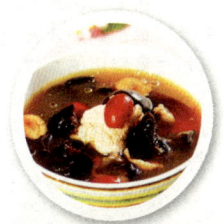

黑木耳瘦肉红枣汤

后放入瘦肉，继续煲至瘦肉熟透，然后用盐、味精调味即可。

营养师小叮咛 红枣、黑木耳是滋阴养血的佳品，经常食用可疏通全身气血，使女性面色红润、有光泽。

养血补血的其他保健方案

血虚的女性往往容易出现面色萎黄、嘴唇苍白、头发干枯、头晕眼花、周身乏力等症状，严重血亏者还会出现早衰、长皱纹、白发等症状。专家建议，女性若出现以上症状，必须养血，除了饮食调养，还可以通过以下方法来达到养血补血的目的。

▶▶睡眠调养

适度的睡眠有利于女性恢复精力，也能起到静养气血的作用。因此，女性要保证有充足且高质量的睡眠，并做到生活规律、劳逸结合。

▶▶情志养生法

女性应该经常保持愉快的心情。愉快的心情可以提高机体的免疫力，有利于身心健康，还能活化骨髓的造血功能，预防贫血，从而起到美容养颜的作用。因此，女性应保持良好的情绪，避开不良情绪的影响。

▶▶运动方案

适当运动，可增强人体免疫力，还能活化人体的造血功能，在一定程度上预防贫血。因此，女性要坚持经常参加体育锻炼，尤其是有过生育经历的女性，更要经常参加一些力所能及的运动和户外活动，如散步、慢跑、跳绳、游泳、健美操等，每天至少锻炼半小时。

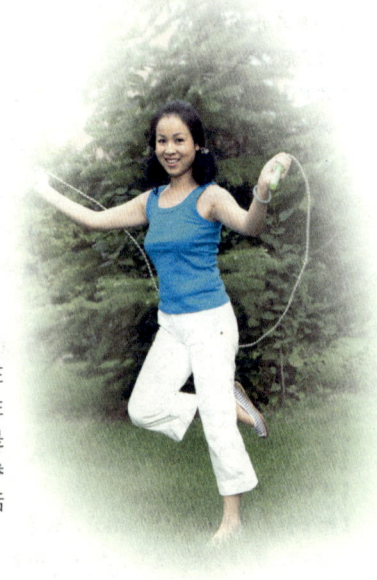

适当进行跳绳等户外运动

三、《黄帝内经》最早提出平和情志

内经原文

凡欲诊病者，必问饮食居处，暴乐暴苦，始乐后苦，皆伤精气。精气竭绝，形体毁沮。暴怒伤阴，暴喜伤阳。

——《素问·疏五过论》

余知百病生于气也，怒则气上，喜则气缓，悲则气消，恐则气下，寒则气收，炅则气泄，惊则气乱，劳则气耗，思则气结。

——《素问·举痛论》

岐伯曰：怒则气逆，甚则呕血及飧泄，故气上矣。喜则气和志达，荣卫通利，故气缓矣。悲则心系急，肺布叶举，而上焦不通，荣卫不散，热气在中，故气消矣。恐则精却，却则上焦闭，闭则气还，还则下焦胀，故气不行矣。寒则腠理闭，气不行，故气收矣。炅则腠理开，荣卫通，汗大泄，故气泄。惊则心无所依，神无所归，虑无所定，故气乱矣。劳则喘息汗出，外内皆越，故气耗矣。思则心有所存，神有所归，正气留而不行，故气结矣。

——《素问·举痛论》

《黄帝内经》的情志养生观

所谓情志养生，就是通过心理调节以调养气血、治疗疾病、预防疾病，进而延年益寿。因此，注意调节情绪，是情志养生的中心内容。

古人所说的七情，即喜、怒、忧、思、悲、恐、惊。如果七情调和，脏腑气血充盈。七情中最常出现并对机体影响较大的情志是怒、思、忧，其他如悲、恐、惊等情志一般不常发生，即使发生也不会持续太长时间，只需控制勿使太过即可。

《黄帝内经》提出，情志养生只要恬淡虚无，精神内守，安闻少欲，心神安定，就不惧怕任何事物。精神上清净，可以使真气调和而不生病。心情舒畅，乐观愉悦，对于养生也很重要。工作与生活，不论是顺利还是困难，都应泰然处之。衣食住行，不能过于苛求，要知足常乐，以免劳伤心神，引发疾病。情志养生实际上也是思想道德上的修养，具体说来就是，不要自欺欺人、不要心口不一、不要痴心妄想、不要有太多贪欲，以诚待人，树立健康的人生观、高尚的道德观。这是保持健康心理的基石，尤其对于女性而言，更要注意保持愉快的心情和乐观的情绪。这样才能避免损心神、耗气血，保持身体健康，更能保持容颜的美丽。

4种常见的情志养生法

□ 心神养生法

"恬淡虚无"即是讲以清静为本，无忧无虑，静神而不用。只有心理清静，才能调心养神守精，心静神安，精气逐渐充盛，形体健壮，真气内生，邪不可侵；心神躁动不安，精气日益耗损，使形气早衰。要想达到心静，就必须专心致志，去除杂念，调畅情志，在生活中保持达观处世的态度，乐观平和。如果感觉精神紧张或身心疲劳，可以到户外伸展四肢，活动身体各个关节，然后静坐，闭目养神，深呼吸几次，使自己思绪冷静，精神内守，心平气和。

□ 情绪转移法

情绪转移是指把隐藏在心里的不良情绪投射到其他事物上。如过度脑力劳动会引起紧张烦躁，可以通过唱歌、游戏等方式来分散注意力，缓解情绪。转移情绪的方法多种多样，如旅游转移法、阅读转移法、唱歌转移法、听音乐转移法、打球转移法、观赏电影转移法等。

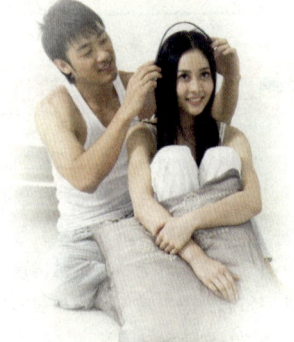

女性情绪不佳时，不妨听听音乐，以便转移自己的坏情绪

□ 节制情志法

节制即是调和情感，防止七情过激，如少怒、少愁等。只有善于避免忧郁、悲伤等不愉快的消极情绪，处于怡然自得的乐观状态，才会提高大脑及整个神经系统的功能，避免焦虑、失眠、头痛、神经衰弱等症状的出现。养生调理时，要遇事戒怒，宠辱不惊。遇到事情首先要冷静，才能积极思考，想出解决问题的方法。

□ 疏泄情志法

当遇到不幸而悲痛万分或心有不平之事时，要学会合理疏泄。

疏泄的方法有很多种，每个人可以根据自己的情况，选择适合自己的疏泄情志方法，如与人聊天、大喊大叫、跳舞逛街等。与人谈话聊天，可以从朋友的开导、劝告、同情和安慰中得到支持和力量，建立信心，消除烦恼之情；无拘无束地大喊大叫，能够宣泄内心的郁积，从而使心里感觉舒畅，使精神状态恢复平衡；运动也可以发泄心理的紧张，缓解愤怒。

专家推荐的调节情志按摩操

相对男性而言，女性更容易受到不良情绪的困扰。如果不良情绪不及时调整，便会影响到身体健康。经常有焦虑、忧郁等情绪的女性不妨做做下面的按摩操，可以调节神经，消除疲劳，还能远离亚健康。

□ 动作步骤

①**梳头**。用梳子（最好是黄杨木梳）从前额经头顶向后梳，再从头侧由前向后梳，速度逐渐加快，力度适中，每分钟20～30次，每次3～5分钟。尤其适用于脑力劳动者（图①见下面）。

②**击掌**。双手前平举，五指伸直展开，用力击掌，越响越好，一般在20次左右（图②见下面）。

③**搓面**。双手搓热，手掌平放在面部；双手中指分别沿鼻两侧由上向下至鼻翼两旁反复揉搓，至面部发热为宜；然后闭目，再用指腹按摩眼部及周围（图③见下面）。

④**转颈**。先用双手食指、无名指反复按摩后颈部的风池、风府穴（图④见下

面），用力由轻渐重，直至发热为宜；然后左右前后转动颈部，转颈时速度要缓慢，幅度要大。

⑤**缩唇**。站立，双脚自然分开，与肩同宽，双手叉腰，先深吸气，停顿片刻，然后缩唇，不要用力，慢慢呼气，直到吐完为止，反复10次（图⑤）。

⑥**弯腰**。先左右侧弯30次（图⑥），再前俯后仰30次（图⑦、图⑧），最后扩胸30次（图⑨）。

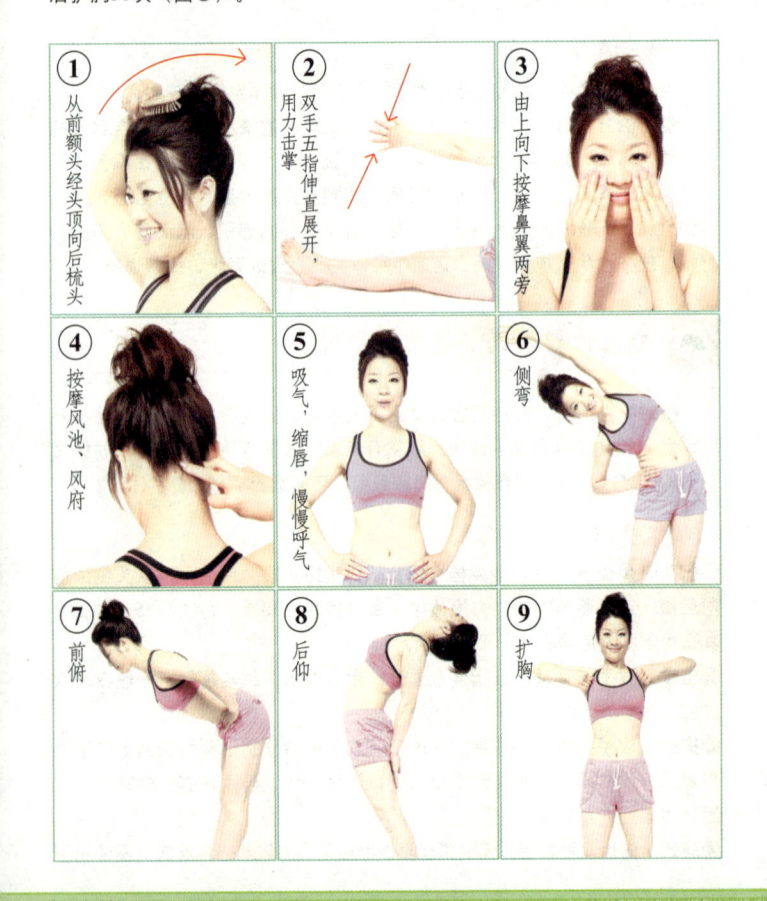

① 从前额头经头顶向后梳头

② 双手五指伸直展开，用力击掌

③ 由上向下按摩鼻翼两旁

④ 按摩风池、风府

⑤ 吸气，缩唇，慢慢呼气

⑥ 侧弯

⑦ 前俯

⑧ 后仰

⑨ 扩胸

四、《黄帝内经》教你用中药养颜

内经原文

岐伯曰：病名曰酒风。帝曰：治之奈何？岐伯曰：以泽泻、术各十分，麋衔五分，合，以三指，撮为后饭。

——《素问·病能论》

黄帝曰：药熨奈何？伯高答曰：用淳酒二十升，蜀椒一升，干姜一斤，桂心一斤，凡四种，皆咀，渍酒中，用绵絮一升，细白布四丈，并内酒中，置酒马矢煴中，盖封涂渍，勿使泄。五日五夜，出绵絮曝干之，干复渍，以尽其汁。

——《灵枢·寿天刚柔》

伯高曰：补其不足，泻其有余，调其虚实，以通其道，而去其邪。饮以半夏汤一剂，阴阳已通，其卧立至。

——《灵枢·邪客》

了解《黄帝内经》中的中药常识

《黄帝内经》认为，用药要遵守一定的规则，应先了解各种中药的属性及功效等信息后才能用来治病，切不可随意服用，以免因使用不当而损害健康。在用药前，一定要了解以下这些用药常识。

□ 中药的四性

中药具有寒、热、温、凉四种药性，称为四性。除此之外，还有一些中药药性平和，作用和缓，温热寒凉不明显，所以称之为平性。四性中温热与寒凉属于不同的性质，温次于热，凉次于寒。

寒性、凉性药物能够减轻热证，如板蓝根、黄芩属于寒凉性药物，对发热、口渴、咽痛等热证具有清热解毒的作用。

21

温性、热性药物能够减轻或消除寒证，如附子、干姜属于温热性药物，对腹部冷痛、四肢冰凉等寒证具有温中散寒的作用。

一般来说，能够清热泻火、凉血解毒、治疗热证的药物，属于寒性或者凉性；能够温中散寒、补火助阳、治疗寒证的药物，属于温性或热性。

□ 中药的五味

药味是指中药的真实滋味。药物的滋味不止五种，辛、甘、酸、苦、咸是五种最基本的滋味，另外还有淡味和涩味。一般将涩归附于酸，淡归附于甘，所以中药的药味习称"五味"，也就是辛、甘、酸、苦、咸五种滋味。

>> 辛

辛味的药物一般具有发散、行气、行血等作用，多用于治疗表证及气血阻滞。如麻黄、桂枝属于辛味药物，能够解表散寒，对于风寒感冒具有辅助治疗作用；红花、益母草属于辛味药物，能够活血，治疗痛经、跌打损伤等。

>> 甘

甘味的药物一般都具有滋补身体、缓和药性、缓急止痛等作用，多用于治疗虚证、调和药物。如人参味甘，为大补之药，是治疗气虚的首选药物；熟地黄味甘，能滋补精血，是治疗肾阴亏虚的主要药物。

>> 酸

酸味的药物一般具有收敛固涩的作用，多用于体虚多汗、久泻久痢、肺虚久咳、尿频遗尿、遗精滑精等。如五味子味酸，能够涩精、敛汗，用于治疗遗精、多汗；五倍子味酸，能涩肠止泻，用于治疗久泻久痢；乌梅味酸，能敛肺止咳、涩肠止泻，用于治疗肺虚久咳、久泻久痢。

>> 苦

苦味的药物一般具有泻下、降逆、止咳、泻火、燥湿等作用，用于治疗大便不通、咳喘、火热病、湿热病、寒湿病等。如大黄味苦，能泻下通便，可用于治疗热结便秘；苏子、苦杏仁味苦，能降泄肺气，用于治疗肺气上逆导致的咳嗽、气喘；栀子、黄芩味苦，能清热泻火，用于心烦神躁、目赤、口干、口苦、咽干等症；苍术、厚朴味苦，能燥湿，用于治疗腹部胀满、憋闷、疼痛等。

>>咸

咸味的药物一般具有软坚散结、泻下等作用，用于痰核、瘰疬、瘿瘤等病症。如海藻、昆布味咸，能消痰软坚，用于治疗瘰疬；芒硝味咸，能泻下通便，用于治疗大便秘结。

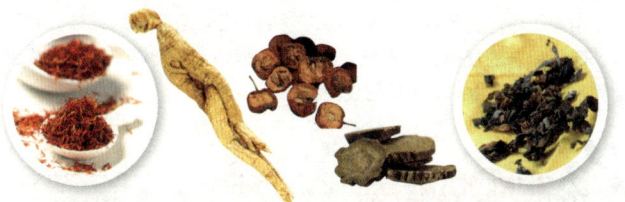

红花、人参、山楂、大黄、昆布分别是药味为辛、甘、酸、苦、咸的五种中药

□ 中药的毒性

《黄帝内经》中可以见到"毒药"这个词，但是它的意思指的是治疗疾病所用的有一定毒性的中药，并不是现在所说的毒药。随着科学技术的进步，现代中药研究借助生物化学分析、药物有效成分鉴定、动物实验观察等方法证明有一部分中药确实具有一定的毒副作用。

中药的毒性作用多是因为过量服用药物、药物不对症、几种药物配伍后产生毒副作用、药物本身具有毒性等。只要遵循正确的用药原则，如听从中医师的用药建议、合理用药、使用合格的药物等，就能避开中药的毒性作用。

为避免中药的毒副作用，一定要在中医师的指导下科学用药

中药的配伍常识

根据病情的不同需要和药物的不同特点,有选择地将两种以上的中药配合在一起使用,叫作配伍。

在远古时期,治疗疾病一般都是采用单味药物的形式。后来,由于药物品种日趋增多,对药性的特点不断明确,对疾病的认识逐渐深化以及病因的复杂等,中药也就由简到繁出现了多种药物配合使用的方法,并逐步积累了配伍用药的规律,从而既照顾到复杂病情,又增进了疗效,减少了毒副作用。因此,中药常常配伍使用。

国医小课堂

中药配伍禁忌——"十八反"与"十九畏"

"十八反"原则

半蒌贝蔹芨攻乌,藻戟遂芫具战草,诸参辛芍叛藜芦。

主要意思:乌头(附子)与半夏、瓜蒌、贝母、白蔹、白及相反,不能配伍使用;甘草与海藻、大戟、甘遂、芫花相反,不能配伍使用;藜芦与人参、沙参、苦参、丹参、玄参、细辛、芍药相反,不能配伍使用。其中的玄参是后来增加的,因此实际上有十九种中药,但习惯上仍沿用"十八反"的说法。

"十九畏"原则

硫黄原是火中精,朴硝一见便相争;水银莫与砒霜见;狼毒最怕密陀僧;巴豆性烈最为上,偏与牵牛不顺情;丁香莫与郁金见;牙硝难合京三棱;川乌草乌不顺犀;人参最怕五灵脂;官桂善能调冷气,若逢石脂便相欺;大凡修合看顺逆,炮熌灸煿莫相依。

主要意思:硫黄畏朴硝,水银畏砒霜,狼毒畏密陀僧,巴豆畏牵牛,丁香畏郁金,牙硝畏三棱,川乌、草乌畏犀角,人参畏五灵脂,官桂畏石脂,相畏的两者之间不宜配伍使用。

常用养颜中药

1. 天门冬

【性味归经】味甘、苦,性大寒,归肺、肾经。

【功效主治】○清肺降火,滋阴润燥。

○适用于阴虚肺热引起的燥咳、干咳无痰,或痰少而黏,或痰中带血。

○用于热病后期咽干口燥等。

○用于肾阴不足、阴虚火旺引起的潮热盗汗、消渴、遗精、便秘等。

○用于虚火上炎引起的咽喉肿痛或腐烂等。

【注意事项】脾胃虚寒腹泻或外感风寒咳嗽者忌用。

天门冬

2. 白术

【性味归经】味苦、甘,性温,归脾、胃经。

【功效主治】○补气健脾,燥湿利水,止汗,安胎。

○用于脾气虚弱引起的食欲不振、疲劳乏力、消化不良、腹胀、大便稀薄或腹泻等。

○用于气虚引起的自汗。

○用于脾虚引起的胎动不安。

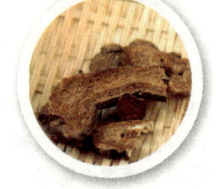

白术

【注意事项】○白术易伤阴,阴虚内热或津液不足者不宜用。

○胸闷腹胀等气滞者忌用。

3. 当归

【性味归经】味甘、辛,性温,归肝、心、脾经。

【功效主治】○补血活血、调经止痛、润肠通便。

○用于血虚引起的面色发黄、头晕眼花、心慌失眠等。

○用于血虚或血虚兼血瘀引起的女性月经不调、痛经、闭经等。

○用于血虚便秘。

当归

【注意事项】大便稀薄或腹泻者慎用,女性崩漏者慎用。

4. 何首乌

【性味归经】生首乌味甘、苦,性平,归心、肝、大肠经;制首乌味甘、

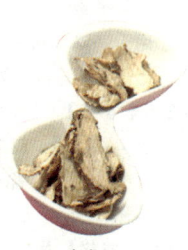

涩，性微温，归肝、肾经。

【功效主治】○生首乌解毒消痈、润肠通便；制首乌益精血、补肝肾、乌须发。

○用于血虚引起的头晕眼花、健忘失眠、疲倦乏力等。

○用于肝肾精血亏虚引起的耳鸣、须发早白、腰酸遗精等。

○用于血虚便秘。

○用于皮肤瘙痒、痈疽（皮肤浅表脓肿）等。

【注意事项】○服用何首乌后如出现不良反应，应及时停止服药，立即到医院就医。

○在服用何首乌的同时，应注意忌食猪羊肉及动物血、铁剂、萝卜、葱、蒜等。

○大便稀薄或腹泻者不宜服用。

○煎煮何首乌不宜用铁器。

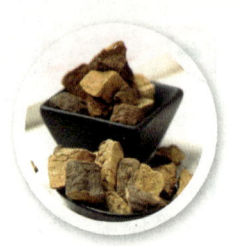

何首乌

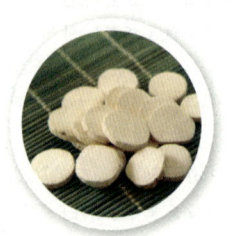

5. 淮山

【性味归经】味甘，性平，归脾、肺、肾经。

【功效主治】○益气养阴，补脾肺肾。

○用于脾胃虚弱引起的食少、乏力、大便稀薄、女性带下等。

○用于肺肾虚弱引起的咳喘少气、无痰或痰少而黏、男子遗精、女子带下清稀等。

○用于消渴（糖尿病）属阴虚内热或气阴两虚者。

○用于肾阴虚腰膝酸软、头晕盗汗等。

【注意事项】○本品易助湿，内有积滞或湿盛者不宜单独服用，应酌情配伍理气药或燥湿药。

○有实热、实邪者忌用。

淮山

6. 熟地黄

【性味归经】味甘，性微温，归肝、肾经。

【功效主治】○熟地黄补血滋阴，益精填髓，炭止血。

○用于血虚引起的面色发黄或苍白、头晕眼花、

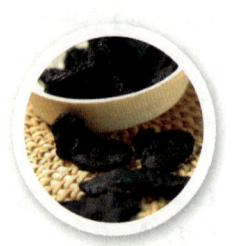

熟地黄

心慌失眠等。

○用于肾阴不足引起的消渴（糖尿病）、盗汗等。

○用于肝肾精血亏虚引起的头晕耳鸣、须发早白、腰膝酸软等。

○用于女性阴血亏虚引起的月经不调等。

○用于肾虚喘咳等。

【注意事项】○本品滋腻，易引起消化不良等症状，宜与陈皮、砂仁等同用，以促进消化。

○气滞痰多、胃胀食少、大便稀薄者忌用。

7. 麦冬

【性味归经】味甘、微苦，性微寒，归脾、胃、心经。

【功效主治】○养阴润肺，益胃生津，清心除烦，润肠通便，预防便秘。

○用于肺阴虚引起的干咳痰黏或无痰，甚则痰中带血等。

○用于胃阴亏虚引起的咽干口渴、大便干燥等。

○用于心阴虚或热病后引起的心烦失眠等。

○用于内热伤阴引起的消渴（糖尿病）等。

麦冬

【注意事项】风寒感冒、痰湿咳嗽、脾胃虚寒泄泻者忌用。

8. 枸杞子

【性味归经】味甘，性平，归肝、肾、肺经。

【功效主治】○滋肾润肺，补肝明目。

○用于肝肾阴虚引起的腰膝酸软、头晕目眩、目昏多泪等。

○用于肝肾不足、阴血亏虚引起的面色暗黄、须发早白、失眠多梦等。

○用于肺阴虚引起的虚劳咳嗽等。

○用于阴虚内热引起的消渴。

【注意事项】○脾胃虚弱、大便稀薄者不宜多食。

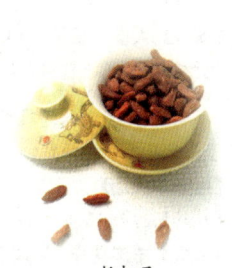

枸杞子

○脾虚有湿及腹泻者忌用。

○感冒、发热和消化不良者应暂时停用。

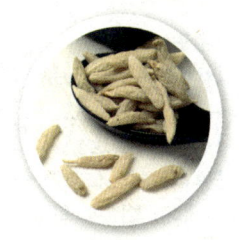

推荐养颜药膳

【人参黄芪粥】

【材料】人参4克，黄芪18克，白术8克，红枣2颗，小米100克。

【调料】白糖适量。

【做法】①将人参、黄芪、白术加水煎，过滤，取汁。②早晚取药汁与小米、红枣煮粥，加入白糖调味，热服。

人参黄芪粥

营养师小叮咛 此粥具有补气抗衰的功效，可以保持肌肤滋润、水嫩。

【柏子仁粥】

【材料】柏子仁（去皮、壳、杂质，捣烂）10～15克，粳米50～100克。

【调料】蜂蜜适量。

【做法】柏子仁与粳米一起煮粥，粥熟后，加入蜂蜜，稍煮即可，每日2次，2～3天为1个疗程。

营养师小叮咛 此粥具有养心安神、润肠通便的功效，适用于心悸、失眠健忘、长期便秘或老年性便秘等。

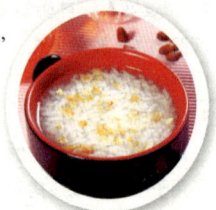

柏子仁粥

【人参猪心汤】

【材料】人参5克，玉竹15克，五味子10克，猪心（切片）适量。

【做法】人参、玉竹、五味子与猪心一起煮熟。去玉竹、五味子，食猪心与人参，饮汤。

营养师小叮咛 此汤具有补气安神的作用，适用于心气虚损、惊悸怔忡、自汗失眠。

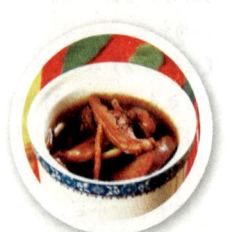

人参猪心汤

【当归羊肉汤】

【材料】当归15克，羊肉200克，生姜适量。

【做法】羊肉洗净、切块后与当归、生姜一起放入锅中，加适量水煲汤即可。

营养师小叮咛 此汤具有温中补血、调经止痛的功效，适用于血虚寒凝引起的月经不调、四肢不温、产后腹痛及习惯性流产等。

五、《黄帝内经》教你最好用的饮食养颜法

内经原文

黄帝曰：愿闻谷气有五味，其入五脏，分别奈何？伯高曰：胃者，五脏六腑之海也，水谷皆入于胃，五脏六腑皆禀气于胃。五味各走其所喜，谷味酸，先走肝，谷味苦，先走心，谷味甘，先走脾，谷味辛，先走肺，谷味咸，先走肾。谷气津液已行，营卫大通，乃化糟粕，以次传下。

——《灵枢·五味》

《黄帝内经》提出："五谷为养，五果为助，五畜为益，五菜为充。气味合而服之，以补精益气。"可见，我国自古便有通过饮食调理来达到养生保健、延年益寿、美容养颜目的的传统。对于女性而言，药粥、汤煲、药茶、蔬菜等饮食养颜法更是备受推崇。

美味粥膳，吃出女人好气色

粥在我国有着几千年的历史，我国人民自古就有食粥的习惯。当然，随着人们饮食生活的不断丰富，粥的做法不断发展，种类迅速增加，风味、口感不断多样化，粥逐渐具有了不同的功效。粥不仅作为一种食物呈现在人们面前，而且更多地注入了养生的因素。

□粥膳的功效

粥膳是滋补佳品，女性常食适合自己体质的粥膳可增强体质、预防疾病、延年益寿，还可用于某些疾病的食疗。另外，有些粥膳还具有十分显著的美容养颜功效，如养颜润肤、延缓衰老、排毒祛痘、淡斑美白、乌发养发、保护牙齿、减肥瘦身、丰胸美体等。因此，专家建议女性多食用一些养生粥。

☐ 推荐3道养颜粥

【油菜粳米粥】

【材料】 鲜油菜100克,粳米半杯。

【做法】 ①粳米洗净,放入锅中加适量水煮成粥。②油菜洗净,加入锅中,用小火煮成粥。

营养师小叮咛 油菜富含多种维生素、粗纤维、钙、磷、铁、胡萝卜素等营养成分。油菜与粳米搭配煮粥,能调中下气,改善脾胃不和、食滞不下及胃气上逆引起的嗳气、呃逆等,还能帮助身体排毒,预防各种肌肤问题。

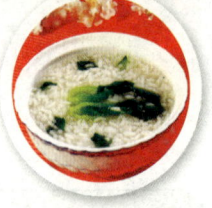

油菜粳米粥

【荷花粳米粥】

【材料】 干燥荷花2小匙,粳米半杯。

【做法】 ①将干燥荷花研成细致粉末。②粳米淘洗干净后与适量水一同放入锅中煮。③待粥熟时,撒入荷花粉末,调匀即可。

营养师小叮咛 荷花具有活血止血、养心安神、除湿祛风、清心凉血、固精、解热毒等功效。用荷花制成的养生药膳,可清心除烦、凉血解毒,建议空腹服食此粥。

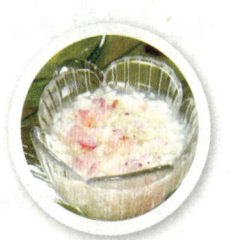

荷花粳米粥

【樱桃银耳粳米粥】

【材料】 水发银耳50克,罐头樱桃2大匙,粳米3大匙。

【调料】 糖桂花、冰糖各适量。

【做法】 ①粳米淘洗干净,加适量水放入锅中煮。②粥熟后,加入冰糖,冰糖溶化后,加入银耳,煮10分钟;再加入樱桃、糖桂花,煮沸即成。

营养师小叮咛 银耳富含天然特性胶质,具有滋阴润燥、清便排毒的作用,长期食用可润肤、养颜,并有淡化脸部黄褐斑、雀斑的功效。樱桃中铁的含量较高,可预防并改善缺铁性贫血。常食此粥可使人肌肉丰满、皮肤嫩白光滑。

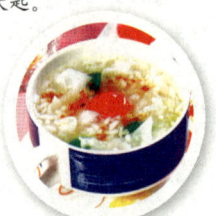

樱桃银耳粳米粥

滋补汤饮，让女人越来越美

汤是餐桌上的必备之物，它的营养价值和养生功效是众所周知的。与粥膳一样，汤饮对人体也具有很好的养生功效，如《黄帝内经》中提到的"治未病"、对某些疾病的辅助食疗、滋补养生等，另外也具有很好的养颜功效。

煲汤的过程十分简单，即将食材加足量的汤水，以小火慢炖细熬而成。煲汤期间不加水，不开盖，也不加复杂的调料，将体积较大的食材煮至软烂，从而使食物的精华浓缩在汤汁里，这样一锅鲜美的滋补"靓汤"就做好了。

□ 煲出美味靓汤的八大法则

①食材一定要新鲜。

②清除蔬菜上残留的农药。清除农药的方法：一是先将蔬菜用清水冲洗干净，然后将蔬菜浸入盛放小苏打水的盆里，浸泡5～10分钟，最后再用清水冲洗干净即可；二是先用清水将蔬菜冲洗干净，然后将其放入清水盆中，并滴入几滴果蔬清洗剂浸泡片刻，最后用清水冲洗干净即可。

③配水要合理。煮汤时，用水量一般控制在主要食材重量的2～3倍，也可按熬1碗汤加2倍水的方法计算。

④把握好原材料切放时机。一些需要长时间炖煮的材料，如肉、鱼、某些根茎类的蔬菜，可同时放入锅中，根茎类蔬菜，宜切大块；一些比较易熟的嫩叶类蔬菜，最好在起锅前几分钟放入，以保证食材成熟度一致。

⑤调料添放要适度。避免过多地加入调料，以免影响汤的口感，破坏汤的营养成分。

⑥材料搭配要适宜。许多食物之间已有固定的搭配模式，使营养相互补充，即汤水中的"黄金搭档"。例如，将酸性的肉与碱性的海带组合在一起，就是一个完美的组合。

⑦把握好煲汤的时间。煲汤的时间应根据食材的不同灵活掌握，如蔬菜等易熟的食材的煲汤时间应短一些，而大块的肉类及骨头等的煲汤时间则长一些。因此，煲汤的时间不能一概而论。

⑧掌握好火候。汤对火候的要求很高，一锅味道鲜美的汤，是用大火炖煮

还是用小火慢熬，要由所选原材料而定。胡乱用火，很容易破坏汤中的营养和汤的口感。

☐ 推荐3道美容汤

【海带萝卜排骨汤】

【材料】海带150克，猪肋排250克，萝卜丝500克，生姜片适量。

【调料】盐、味精各适量。

【做法】①海带放入清水中浸泡1天，洗净后，切丝。②猪肋排用温水洗净，切成小段，放入沸水中汆烫，去血水，捞出备用。③将猪肋排、海带、萝卜丝、生姜一同放入瓦罐中，加入适量清水，大火烧开后，改用小火煲，2小时后取出生姜，放盐、味精，继续煮5分钟即可。

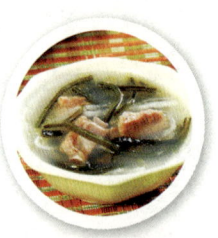

海带萝卜排骨汤

营养师小叮咛 海带属于碱性食物，而肋排是酸性食物，二者搭配食用，能维持人体的酸碱平衡；海带中还富含大量的蛋白质与氨基酸，可为人体提供必需的营养元素，迅速补充体力，与萝卜、生姜配合煲汤，则提高了该汤的消脂减肥功效。

【百合龙眼牛腱汤】

【材料】新鲜百合2个，新鲜龙眼10个，牛腱肉300克，生姜适量。

【调料】盐适量。

【做法】①将鲜百合洗净；龙眼去壳、核，取肉，备用；牛腱肉洗净，切片，放入沸水中汆烫，捞出备用。②生姜洗净，去皮，切片。③将砂锅置于火上，加入适量的清水，大火烧开后，投入全部材料，中火煲约2小时，用盐调味即可。

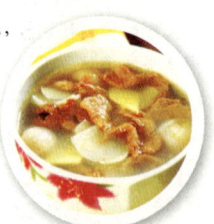

百合龙眼牛腱汤

营养师小叮咛 龙眼可益气补血，能促进血红蛋白再生，与百合搭配烹制，使该汤品具有了消除色斑、美白肌肤的功效。

【山药花生瘦肉煲】

【材料】枸杞子20克,山药、猪瘦肉各150克,花生60克,生地黄、熟地黄各12克,葱适量。

【调料】盐、味精各适量。

【做法】①将枸杞子、生地黄和熟地黄洗净,放入清水中浸泡1小时;山药去皮,切块;花生用清水浸泡。②猪瘦肉用温水洗净,切成小块,放入沸水中氽烫,捞出备用。③将生地黄、熟地黄、山药、花生、猪瘦肉块一并放瓦罐中,并倒入浸药的汁水,煮沸后撇去浮沫,继续煮,1小时后放入枸杞子,再用中火煮10分钟,用盐、味精、葱调味,搅拌均匀后即可饮用。

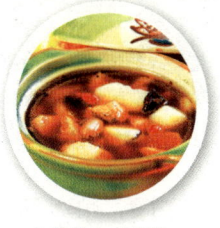

山药花生瘦肉煲

营养师小叮咛 枸杞子是"补肾高手",具有防脱发的功效,肾虚的女性可以经常用枸杞子与其他同样具有乌发作用的食材一起煮汤。

延缓衰老的茶疗方

茶疗养生在我国有着悠久的历史,直到今日,民间依然有应对各种疾病的茶疗方。茶叶中含有丰富的维生素、矿物质和芳香油类,可促进皮肤的新陈代谢和胶原质的更新,延缓皮肤衰老,帮皮肤恢复青春活力。

饮茶养生的4个最佳时机

>> 早晨

每天早晨,人体的细胞还处于休息状态,没有彻底清醒。这时喝一杯清香的绿茶,可刺激中枢神经,起到提神醒脑的作用。另外,绿茶还能清除体内的自由基,延缓衰老。

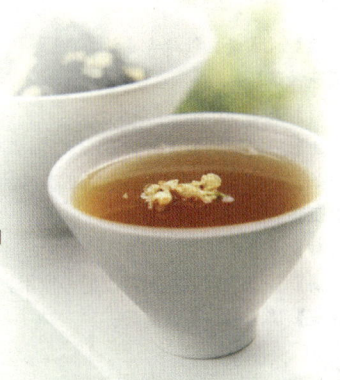

>>午后

午饭过后，人往往处于昏昏欲睡的状态，而且中午的高温容易使人产生烦躁的情绪。这时不妨饮一杯菊花枸杞子茶，不但能解除郁闷烦躁的情绪，还能起到清肝明目的作用。

>>黄昏时

劳累了一天后，应该让五脏六腑都好好休息一下。这时饮一杯具有养肝、补肾、明目作用的枸杞子茶，可为人体提供多种营养成分。

>>加班时

加班时，大多数人会出现头晕、精力不足的情况。这时饮一杯决明子茶，可以驱走疲劳，帮助人体恢复精力，还能清肝热、补脑髓、补肝气、益筋骨。

□ 最值得推荐的养颜瘦身茶

【嫩肤茶】
【材料】绿茶适量，软骨素1克。
【做法】先用沸水冲泡好绿茶，再加入少许软骨素，调匀即可。
【功效】经常饮用此茶可让肌肤滋润而富有弹性。

【葡萄绿茶】
【材料】葡萄50克，绿茶5克，白糖适量。
【做法】将绿茶、葡萄与白糖以沸水泡好，即可饮用。
【功效】抗衰老，保持青春活力。

【灵芝绿茶】
【材料】灵芝15克，绿茶少许。
【做法】将灵芝切成薄片，加绿茶以沸水冲泡后饮用。
【功效】补精益气、强健筋骨、滋润肌肤。

【普洱茶】
【材料】普洱茶适量。
【做法】普洱茶以沸水泡好，即可饮用。
【功效】消除腹部多余脂肪。

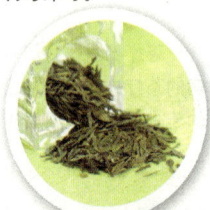

绿茶

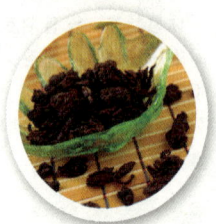

普洱茶

【艾蒿消肿茶】

【材料】艾蒿适量。

【做法】艾蒿以沸水泡好即可饮用。

【功效】利尿解毒，尤其适用于脸部浮肿的女性。

【菊花乌龙茶】

【材料】白菊花、乌龙茶各适量。

【做法】白菊花、乌龙茶以沸水泡好即可饮用。

【功效】抵抗辐射，帮助人体排出体内积存的有害化学物质或放射性物质。

清新蔬果，排毒养颜好助手

现代营养学认为，蔬果含有丰富的维生素和矿物质，对人体十分有益。蔬果养生并非现代人的发明，早在几千年前，《黄帝内经》中就已经提到了蔬果养生的方法。《黄帝内经》记载，蔬果是饮食中重要的组成部分，是一种辅助和补充食品。

□ 有人气的养颜蔬菜

1. 白萝卜

白萝卜可抑制黑色素的生成，防止肌肤产生色斑。常吃白萝卜，可以保持肌肤嫩白、细腻。

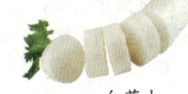

白萝卜

2. 芦笋

芦笋富含硒元素，具有延缓衰老的作用，还能预防因脂肪氧化引起的各种疾病及皮肤问题，保持肌肤水嫩、有光泽。

3. 丝瓜

丝瓜是美容圣品，具有润肤抗皱的作用，经常食用能防止皮肤产生皱纹。

4. 黄瓜

黄瓜含有大量的维生素，可滋润肌肤、防止皮肤过敏。除了食用，还可以用黄瓜片敷脸。

黄瓜

5. 蘑菇

蘑菇营养丰富，脂肪含量却很低。女性经常食

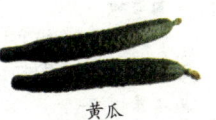

用蘑菇，会使体内的雌性激素分泌更旺盛，从而起到抗衰老、美白嫩肤的作用。

6. 冬瓜

冬瓜富含锌、镁等矿物质，能使人面色红润、肌肤嫩白，还能消除水肿。

推荐的美容水果

1. 柠檬

柠檬含有极其丰富的维生素C，可抑制黑色素生成，淡化色斑，美白肌肤。另外，柠檬还具有不错的减肥效果。

2. 草莓

草莓能为皮肤补充丰富的营养和水分，可使皮肤细腻、红润、有弹性，防止皱纹产生。

3. 猕猴桃

猕猴桃除了富含维生素C，还含有相当丰富的果胶、果酸等成分，能给肌肤提供更多的养分，并预防色斑形成，使皮肤更加嫩白、细腻、有弹性。

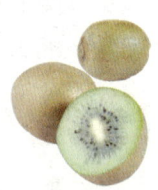

猕猴桃

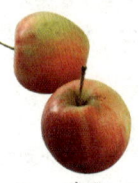

4. 樱桃

樱桃富含铁质，可预防缺铁性贫血。经常食用樱桃能使皮肤红润、嫩白，还能淡化色斑。

5. 苹果

苹果不但具有很好的防病抗病作用，还具有显著的美容功效。每天坚持食用苹果，不仅能帮助人体排出毒素，还能使肌肤更加红润、细腻、有光泽。

苹果

6. 木瓜

木瓜是丰胸佳品，还能起到美白淡斑的作用，十分适合女性食用。

7. 火龙果

火龙果是一种低热量水果，十分适合正在减肥的女性食用。

8. 葡萄柚

葡萄柚富含维生素C，具有美白淡斑、滋润肌肤的美容功效。另外，葡萄柚的热量非常低，是理想的减肥食品。

9. 香蕉

香蕉具有润肠通便的作用，能帮助人体排出肠道内的毒素，预防因毒素囤积导致的皮肤干燥、粗糙、长痘等问题。

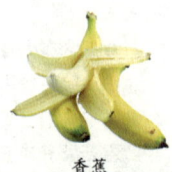

香蕉

六、《黄帝内经》提倡的健康养颜的性爱方式

内经原文

思想无穷，所愿不得，意淫于外，入房太甚，宗筋弛纵，发为筋痿，及为白淫。

——《素问·痿论》

岐伯曰：能知七损八益，则二者可调，不知用此，则早衰之节也。

——《素问·阴阳应象大论》

《黄帝内经》中阐述了女子二七而天癸至，男子二八精气溢泻，但是女子要到三七、男子三八才肾气平均。过早的性经历对身心是不利的，所以中国古时提倡晚婚，但是几乎没有人遵守。实际上性生理和心理条件的成熟对健康性生活至关重要。到了七七而衰，则不可强行房事。但是现代养生理论认为，人终生都有性需求，重点强调的是"适度"，不禁止，不纵欲，顺其自然。

遵循"七损八益"的房事养生守则

《黄帝内经》提出了"七损""八益"的房事理论，较为系统地阐述了几种违背性生活规律、对人体有害的情况，以及几种顺应性生活规律、结合气功引导对人体有益的做法，明确指出在性生活中要尽量避免有害的做法（七损），妥善运用有益的做法（八益），强调有节度的性生活对男女双方的健康有益。

□ 何谓"七损"

"七损"是指性生活中"闭、泄、竭、勿、烦、绝、费"七种会损伤人精气的情况。

① "闭"是指性生活时阴茎疼痛，精道闭塞，不能射精，甚至无精可射。
② "泄"是指性生活时大汗淋漓不止，阳气外泄。
③ "竭"是指因性生活无节制，交合频繁，导致精液亏耗枯竭。
④ "勿"是指想要交合时，却阳痿不举，不能交合。
⑤ "烦"是指在交合时呼吸急促，神志不清，烦躁不安。
⑥ "绝"是指因女性性冲动较慢，男性如在女性未产生性欲时强行交合，就会严重损害女性身心健康，影响性生活和谐及夫妻感情。
⑦ "费"是指在性生活时，双方仓促图快，徒然浪费精力，而达不到双方性满足的目的。

何谓"八益"

"八益"是指性生活中"治气、致沫、知时、蓄气、和沫、积气、待赢、定倾"八种能补益人精气的行为。

① "治气"是指早晨起床时静坐，伸直腰背，放松臀部，收缩肛门，用意念导气下行至前阴部，使精气流畅，精力旺盛。
② "致沫"是指呼吸新鲜空气，吞服口中唾液，伸直腰背，蹲成马步姿势，收缩肛门，用意念导气下行至前阴部，使阴液充足。
③ "知时"是指在性生活之前，男女双方要互相爱抚，嬉戏娱乐，待双方都产生强烈性欲时再进行交合。
④ "蓄气"是指在交合时要放松腰背部肌肉，收缩肛门，用意念导气下行至阴部，使其充满精气。
⑤ "和沫"是指在交合时不要急速粗暴，而应尽量轻柔和缓，使阴部分泌物逐渐增多，以润滑双方性器官。
⑥ "积气"是指在交合时不要贪欢恋快，缠绵不已，或反复交合，而应及时终止，使双方不致过于疲劳。
⑦ "待赢"是指性生活将结束时，用意念纳气运行于脊背部，不要摇动，收敛精气，导气下行，安静休息片刻。
⑧ "定倾"是指性生活结束时，应将余精洒尽，在阴器尚未完全疲软时抽出。

性爱养生的要点

①**嬉**：在行房事前，男女双方要全身放松，两情相悦，相互爱抚亲吻，相互嬉戏。

②**静**：在交合前心情要平静，排除杂念，男性不要急于进入。

③**缓**：进入后要从容不迫，缓慢抽动，动作不宜过快，也不能太激烈，可以尝试一下古人"九浅一深"的主张。

④**采**：同房时讲究呼吸吐纳，学会采气。

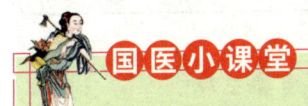

国医小课堂

不宜进行性生活的5种情况

①女性不宜在经期、怀孕期间、产后及哺乳期过性生活。

②不宜在患病时过性生活。患病时强行房事，会耗伤正气，加重病情。

③不宜在恶劣的气候和不良的环境中过性生活。

④不宜在饱食后行房。因为饱食后行房，不但会影响消化，还会降低性生活的质量。

⑤不宜在醉酒后行房，以免使阴精暗耗，引起性器官的损伤。

七、《黄帝内经》依据不同体质科学养颜

内经原文

少师曰：盖有太阴之人，少阴之人，太阳之人，少阳之人，阴阳和平之人。凡五人者，其态不同，其筋骨气血各不等。

——《灵枢·通天》

解读《黄帝内经》中的体质养生观

《黄帝内经》中提出了因人制宜的思想，认为人的体质不同，发病不同，治疗方法不同，养生方法自然也不相同。书中将人的体质分为多种类型。无论体质类型有多么纷繁错杂，最终都可归为生理与病理两大类。《黄帝内经》论体质，偏重于非疾病状态下客观存在的差异，尽管体质有阴阳偏颇，但均未超过机体可调节、适应的范围，即生理体质。对于生理体质，本无"治疗"可言，所以可以通过日常调理来平衡阴阳气血，使机体保持相对的稳定性，改变其寒热偏差，使之呈现出阴阳平和的最佳状态，解除对疾病的易感性，达到《素问·四气调神大论》"不治已病，治未病"的养生精神。

九大体质的养生养颜法

体质可分为平和体质和不良体质两大类。平和体质是指身体健康、面色润泽、饮食睡眠均良好者；不良体质是指有明显的阴虚、阳虚、气虚、血虚、阳盛、痰湿、血瘀等倾向者。具体来说，又细分为9种，即平和体质、阴虚体质、阳虚体质、气虚体质、血虚体质、痰湿体质、血瘀体质、阳盛体质、过敏体质。其中，阴虚体质、阳虚体质的养生养颜法在2～8页

已经详细介绍过了，气虚体质、血虚体质的养生养颜法在11～16页也已详细做了介绍，此处不再赘述。下面介绍一下其他5种体质的养生养颜法。

□ 平和体质的养生养颜法

平和体质是指一般健康人的体质状态。这类体质的特征是体形匀称、健壮、肤色润泽，头发稠密有光泽，目光有神，嗅觉灵敏，味觉正常，唇色红润，精力充沛，不易疲劳，耐受寒热，睡眠安详，胃口良好，大、小便正常，舌色淡红，舌苔薄白，脉搏和缓有力，平时较少生病，性格随和开朗，对自然环境和社会环境的适应能力较强。

平和体质之人的养生原则是"不伤不扰，顺其自然"。具体的养生方法如下。

>>合理膳食

饮食要种类多样；注意荤素菜搭配；早饭宜好，午饭宜饱，晚饭宜少。

>>睡眠充足

医学研究表明，在深度睡眠中，人体细胞可以自我修复，尤其在夜间11点到凌晨2点间的睡眠称为美容觉，可以排出体内毒素，恢复人体功能。

>>适量运动

每人每天需要半小时的运动量，而以有氧运动为好，可以多练太极拳，每天早晚散步各半个小时，或者上班时提前一站下车步行到单位。

>>心态平衡

任何的沮丧、焦虑都会影响我们的正常生活、作息和饮食，因此要以正确的心态来面对消极情绪。

□ 痰湿体质的养生养颜法

痰湿之人以湿浊偏盛为特征，易阻滞气机，遏伤阳气；还易困阻脾胃，日久常致血瘀，引起痰瘀互夹。此类人

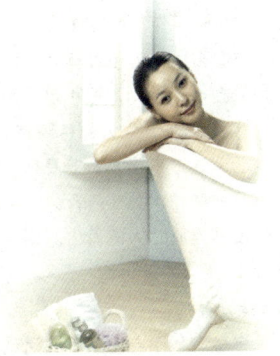

泡澡可以驱走疲劳，缓解焦虑的情绪，帮你平衡心态，还能使肌肤保持洁净、嫩滑，是平和体质女性很好的减压方式

主要表现为形体肥胖、嗜食肥甘、神倦、懒动、嗜睡、身重如裹、口中黏腻或便溏。如果患病则胸脘痞闷，咳喘痰多，或食少，恶心呕吐，大便溏泄；或四肢浮肿，按之凹陷，小便不利或浑浊；或头身重困，关节疼痛、肌肤麻木；或女性白带过多。

痰湿体质之人的养生原则是"健脾利湿，化痰泻浊"，具体的养生方法如下。

>>环境调摄

不宜居住在潮湿的环境里；在阴雨季节，要注意湿邪的侵袭。

>>饮食调理

少食肥甘厚味，酒类也不宜多饮，切勿过饱。多吃些蔬菜、水果，尤其是一些健脾利湿、化痰祛痰的食物更应多吃，如白萝卜、荸荠、紫菜、海蜇、洋葱、枇杷、白果、红枣、扁豆、薏米、红小豆、蚕豆和圆白菜等。

>>运动锻炼

痰湿体质者，多没有力气，稍微运动就会气喘吁吁，所以应长期坚持体育锻炼，散步、慢跑、球类、游泳、武术以及各种舞蹈均可选择。活动量应逐渐增强，让疏松的皮肉逐渐转变成结实、致密的肌肉。

血瘀体质的养生养颜法

《黄帝内经》中没有明确地阐述血瘀体质，但是中医认为津血同源，津枯则血燥，体内津液不足，则致血瘀；或气机不畅，致使血行不畅而瘀结。因此，血瘀之人面色晦滞，口唇色暗，眼眶暗黑，肌肤甲错，易出血，舌紫暗或有瘀点。若患病则上述特征加重，可有头、胸、胁、小腹或四肢等处刺痛，女性则表现为痛经、经闭、崩漏等。

血瘀体质之人的养生原则是"活血化瘀，疏经通络"。具体的养生方法如下。

>>运动锻炼

多做有益于心脏血脉的活动，如各种舞蹈、太极拳、保健按摩术等，以助气血运行。

>>饮食调理

血瘀体质之人的饮食原则是健胃、行气、活血，可常食陈皮、黄豆、黑豆、茴香、山楂、黑木耳、平菇、香菇、洋葱、韭菜、茄子、桃仁、油菜、忙果、玫瑰花、海参、红糖等具有活血祛瘀作用的药食，酒（以葡萄酒为主）可少量常饮，醋可多吃。

>>精神调养

血瘀体质的人常心烦、急躁、健忘或郁闷、多疑等，因此在精神调养上，要培养乐观的情绪，胸襟开阔，豁达开朗，精神愉快则气血和畅，营卫流通，有利于改善血瘀体质。

>>起居调养

居住环境要温暖舒适，避免寒冷刺激，不可久坐，如看电视时间不宜过长，要动静结合，适当活动身体，以免加重气血瘀滞。

□ 阳盛体质的养生养颜法

阳盛体质者是指机体呈现阳气偏盛、机能亢奋并以邪热为表象的病理状态的人。阳盛体质者从外表上看，身体健壮、精力旺盛。但这类人形体壮实，面赤，声高气粗，喜凉怕热，喜冷饮，小便热赤，大便熏臭，不轻易生病，一旦患病，多为突发病、急性病。因此，阳盛体质者不可为假象所迷惑而忽视养生。

阳盛体质者的养生原则是"泄阳火，解燥热"。具体的养生方法如下。

>>精神修养

阳盛之人好动、易发怒，故平日要培养良好的性格，用意识控制自己，遇到可怒之事，用理性克服情绪上的冲动。

>>体育锻炼

积极参加体育活动，让多余阳气散发出去。游泳锻炼是首选项目，此外，跑步、武术、球类等也可根据爱好选择进行。

阳盛体质之人应首选游泳锻炼身体

>>饮食调理

忌辛辣燥烈食物，宜吃梨、李子、枇杷、柿子、香蕉、西瓜、柚子、丝瓜、黄瓜等食物。

>>药物调养

常饮菊花茶、苦丁茶。大便干燥者，用麻子仁丸或润肠丸；口干舌燥者，用麦冬汤；心烦易怒者，宜服丹栀逍遥散。

☐ 过敏体质的养生养颜法

过敏体质是指容易发生过敏反应和过敏性疾病，而又找不到发病原因的体质状态。具有过敏体质的人有的患湿疹、荨麻疹；有的患过敏性哮喘；有的则对某些药物特别敏感，可发生药物性皮炎，甚至剥脱性皮炎。

过敏体质之人的养生原则是远离过敏原。常见的过敏原如下。

>>吸入式过敏原

如花粉、柳絮、粉尘、螨虫、动物皮屑、油烟、油漆、汽车尾气、煤气、香烟等。

>>食入式过敏原

如牛奶、鸡蛋、鱼、牛羊肉、海鲜、抗生素等。

>>接触式过敏原

如冷热空气、紫外线、化妆品、洗发水、洗洁精、染发剂、肥皂、塑料、金属饰品、细菌、病毒等。

>>注射式过敏原

如青霉素、链霉素、异种血清等。

>>自身组织抗原

因精神紧张、工作压力、烧伤等理化因素的影响，而使结构或组成发生改变的自身组织抗原。

过敏体质之人要远离过敏原，因为每多接触一次，体内针对过敏物质的免疫物质就增多一些，过敏反应就会更剧烈；相反，如果长期不与过敏物质接触，那么相应的抗体或淋巴细胞就会渐渐减少，过敏反应也就会逐渐减弱或消失。

八、《黄帝内经》教你春季养颜
——排出毒素，唤醒肌肤

内经原文

春三月，此为发陈。天地俱生，万物以荣，夜卧早起，广步于庭，被发缓形，以使志生，生而勿杀，予而勿夺，赏而勿罚，此春气之应，养生之道也，逆之则伤肝，夏为寒变，奉长者少。

——《素问·四气调神大论》

逆春气，则少阳不生，肝气内变。

——《素问·四气调神大论》

《黄帝内经》认为春季里的3个月是生发的季节，也是一年的开始，好像天地从此再生，万物开始复苏。人们要适应这环境，晚一些睡觉，早一些起床，多散散步，同时把头发散开，衣着宽松，这样能让身心感到舒畅，使精神轻松愉快。同时，不仅要保持体内的生机，还要内存生而勿杀、予而勿夺、赏而勿罚等愉快的意念。不要过分劳累或发脾气，这是调养生息的方法，违反这种方法，对肝脏不利。因为在春季，身体的新陈代谢与肝脏关系密切。中医认为，春季肝气旺盛而升发，人的精神焕发。如果肝气升发太过或者肝气郁结，都容易损伤肝脏，到了夏天炎热时候，就会发生寒性病变。

根据春季的特点，专家指出，春季无论是养生还是养颜都应遵守一定的规律，具体应注意以下3个要点。

补水保湿

春天是皮肤最为敏感的季节，肌肤容易出现干燥、脱皮、刺痛、发痒等现象。因此，春季的养颜护肤应以保湿为主。具体应做到以下两点。

每天保证充足的饮水量

每天晨起空腹喝1杯温开水，不但能滋润肠道，排出身体毒素，还能为身体各器官补充水分，让机体的循环系统充分活跃起来。另外，上午、午饭前、下午、晚饭前、傍晚还应各饮一次水，最好避免喝茶、咖啡等有色饮料，以免使黑色素在体内沉淀产生色斑。但晚上睡觉前就不要再喝水了，以免导致次日眼部浮肿、产生眼袋。

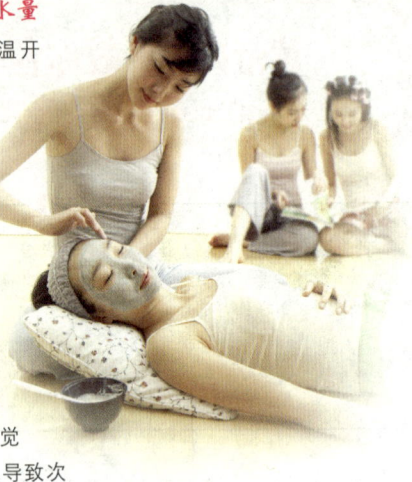

春季，女性要适当使用保湿面膜，帮助肌肤补充水分

选择合适的保湿产品

应根据自己的肤质，选择适合自己的护肤品。干性肌肤应选择膏、霜类的保湿品；油性及混合性肌肤可以选用温和、不油腻的乳液等。另外，不论是哪种肤质，都应选择透气度强的护肤品。除了用具有保湿作用的护肤品，还要定期做保湿面膜，每周2~3次，为肌肤补充营养和水分，避免肌肤干燥起皱。

排毒祛病

在人体自身机能运转正常的情况下，人体完全可以通过自身的排毒系统将毒素排出体外。但春天不冷不热，身体很难出汗，毒素就不能通过汗液排出体外。这时，如果体内毒素积累过多，就会使皮肤变得粗糙、出现色斑等肌肤问题。因此，春季应该适当进行脸部和身体的排毒护理。

□ 预防便秘

多吃富含膳食纤维及具有滑肠作用的食物，避免造成便秘。如果长期便秘，不但会引起痔疮、肛裂等疾病，还会使肠道内出现宿便，并使毒素囤积，引发各种肌肤问题。

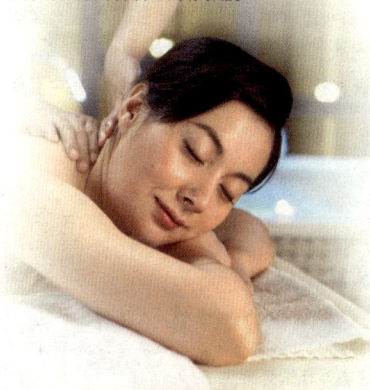

□ 每天坚持适度的按摩

按摩能增强人体的内分泌及免疫系统功能，改善人体循环系统功能，可有效帮助人体排出毒素。

□ 适当运动

缺乏运动会影响肠道蠕动，从而使体内及肌肤的毛孔中出现毒素。所以，建议女性每天快走半小时，再做一套健身操，这样可促进新陈代谢，使体内的垃圾彻底排出。另外，在春季应多做户外运动，以达到健身美体的目的，散步、游泳、打球等运动也是不错的选择。

适度按摩不但能提高人体的免疫力，还能帮助身体排出毒素，让女性一身轻松

□ 保养肝脏

春季，人往往会出现肝阳亢盛的现象，女性要保持心情开朗、身心和谐，以达到养肝的目的；避免因肝气瘀滞而影响肝脏的排毒解毒功能，从而使人体的免疫力下降，引发各种疾病。

预防过敏

春季，花粉、灰尘和细菌等随风到处飘扬，很容易通过呼吸系统和皮肤的新陈代谢进入体内，成为人体的过敏原。过敏会给皮肤和身体带来一些不利影响，如出现过敏反应等，轻者会出现皮肤瘙痒、鼻塞、流鼻涕等症状，重者可诱发哮喘、身体水肿、过敏性皮炎、荨麻疹、皮肤红肿等症状。因此，春季防过敏应注意以下3点。

①过敏体质的女性应避免去鲜花盛开的地方，一旦发生花粉过敏应及时就诊，在医生的指导下服用抗过敏的药物。

②尽量不用有特殊功效的护肤品，如祛斑、焕肤、强效美白等产品。这些产品中的特殊功效成分对皮肤刺激较大，容易引发皮肤过敏。

③皮肤过敏时不要乱涂抗过敏药膏，抗过敏药膏一定要在医生指导下使用，以免引发其他不良反应。

国医小课堂

春季养肝保健操

春季养生应以养肝为主。如果肝脏功能正常了，人体的气血就会通畅顺达，脏腑才能正常发挥功能，否则将会导致气血瘀滞，进而引发疾病。建议女性朋友做做下面这套养肝保健操。

①双手按腋下，顺着肋骨推搓至胸前两手接触时返回，反复推搓20次。

②用拇指按压足部的大敦穴(足大趾甲根部外侧)，左右各按压15次。

③用拇指按压三阴交穴(内踝尖上3寸，胫骨后缘处)，用力要适度，左右各按压15次（图①）。

④用拇指按足部太冲穴(足背第一、二趾骨之间)，沿着骨缝的间隙按压并前后滑动，左右各20次（图②）。

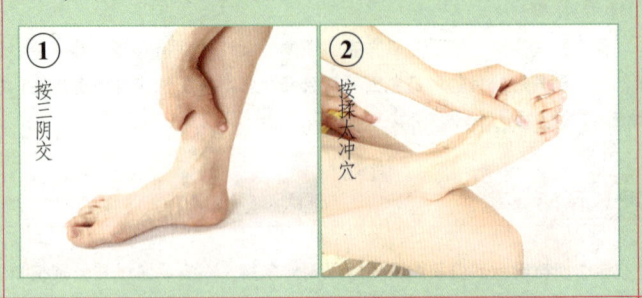

① 按三阴交

② 按揉太冲穴

九、《黄帝内经》教你夏季养颜
——防暑祛痘，让肌肤更清新

内经原文

夏三月，此为蕃秀。天地气交，万物华实，夜卧早起，无厌于日，使志勿怒，使华英成秀，使气得泄，若所爱在外，此夏气之应，养长之道也，逆之则伤心，秋为痎疟，奉收者少，冬至重病。

——《素问·四气调神大论》

逆夏气，则太阳不长，心气内洞。

——《素问·四气调神大论》

《黄帝内经》提到夏天是万物茂盛的季节，天地交泰，云胜至雨，草木花繁枝茂。人们应该晚些睡，早些起，不要厌恶日长，心上不积郁怒，毛孔能够宣通，好比百花齐放，喜形于色，这是夏天调养"长"气的方法。违反这种方法，会内伤于"心"，秋天易生疮疡，承受"收"气也就减少，甚至冬天还要生病。所以，夏季的3个月须防范湿热，避免阴气侵袭机体。夏季的养生之道，宜吸收华实之气，以利生机。另外，夏季养生还要注重养阳，阳气生发，阴阳调和，这样才能百病不侵、容颜美丽。

夏季养生方案

□ 养阳防暑的保健要点

夏季烈日炎炎，雨水充沛，万物成实，所以夏季养生要顺应夏季阳盛于外的特点，注意养护阳气。另外，夏季还容易中暑，因此防暑也是养生的重点。具体养生要点如下。

①夏天应保持居室内空气流通、整洁、凉爽，避免闷热。
②多喝清凉饮品，多吃清热祛燥的水果，如西瓜，既能解渴、补充水分，

又能祛暑消夏。
③适当吃点苦味食物,以补气固肾、健脾燥湿,从而增强身体机能。
④夏季由于出汗较多,水溶性维生素、矿物质及盐分会随汗液流失,因此应注意补充富含这些营养成分的蔬菜和水果,还可适当饮些盐水,以达到补水的目的。
⑤减少脂肪的摄取,避免过于油腻的饮食,以免导致食欲不振。

养阳防暑的民间便方

【黄精参茶】
【配方】黄精、西洋参各10克,枸杞子10克,红枣10颗。
【用法】水煎服,每天一剂,分两次服。
【功效】补中益气,强健筋骨,延年益寿。

【沙参麦冬饮】
【配方】沙参、麦冬各10克,生扁豆10克,梨汁、冰糖各适量。
【做法】沙参、麦冬、生扁豆煎汤,加入梨汁、冰糖服食。
【功效】润肺祛燥,生津止渴,止咳祛痰,适用于暑热口干口渴者。

【藿香佩兰饮】
【配方】藿香、佩兰各10克。
【用法】水煎服。
【功效】解暑祛湿,理气和胃,适用于暑湿感冒、腹泻、呕吐。

【菊花金银花茶】
【配方】菊花、金银花各10克。
【用法】泡水代茶饮。
【功效】清热解毒,清肝明目。

【薄荷茶】
【配方】薄荷、绿茶各适量。
【用法】薄荷、绿茶一起泡茶饮用。
【功效】辅助治疗头痛、风热感冒等症。

菊花

【金银花乌龙茶】
【配方】金银花、乌龙茶各适量,白糖少许。
【做法】金银花与乌龙茶一起泡茶,加入白糖调匀即可。

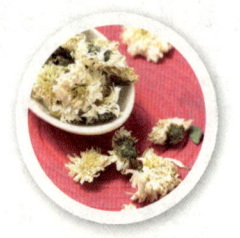

【用法】代茶饮。
【功效】清热解毒。

夏季护肤的要点

□防晒补水

夏季天气炎热，阳光暴晒会对皮肤造成一定损伤。因此，夏季一定要注意防晒，具体应注意以下3点。

①做好防晒工作，出门擦防晒霜，撑具有防紫外线作用的遮阳伞。

②多吃可预防黑色素生成的食物，如猕猴桃、西红柿、草莓等富含维生

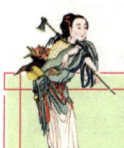

国医小课堂

防暑养颜的经络按摩

夏季防暑除了饮食及日常起居养生，建议女性尝试下面的经络按摩。天气炎热时，按摩以下经络及穴位，就可以帮你驱走邪热，预防中暑。

①按压后颈部第七颈椎棘突下的大椎穴，可起到清热除湿的效果（图①）。

②按压太阳穴、印堂穴，可提神养心（图②、图③）。

③每天按压一次手少阴心经(手臂内侧外缘)和心包经(手臂内侧中线)，可缓解心痛、心悸、心胸烦闷。

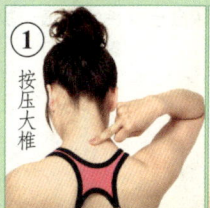

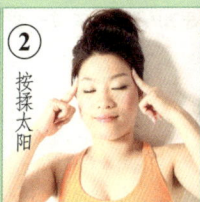

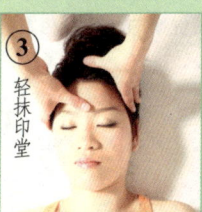

①按压大椎　②按揉太阳　③轻抹印堂

素C且抗氧化能力较强的食物。另外，还要多饮绿茶，这样可以防止因日晒而导致肌肤松弛、衰老。

③适当使用清凉滋润的面膜敷脸，以便为肌肤补充营养与水分，还能修复晒后肌肤。如将鲜西瓜汁涂于面部，15分钟后用温水洗掉。

清洁防痘

夏季炎热，气温较高，皮肤容易出油，潮湿、污浊的空气还常令肌肤附着污垢。如果不及时彻底清洁肌肤，就会堵塞毛孔，引发青春痘、痤疮。因此，夏季护肤一定要注意清洁。

①每天要注意清洁皮肤，避免脸上残留汗液及污垢。彻底清洁皮肤后，可以用冷热水交替洗脸，以加速血液循环，增加皮肤弹性。洗完脸后，要及时擦清爽的护肤品。

②夏季饮食不宜过于油腻，口味以清淡为宜，忌高糖、高热量、高脂肪及辛辣刺激的食物，如麻辣口味的食物、油炸煎炒类主食或菜肴、酒等。这些食物会使身体发热，并刺激皮脂分泌，从而使青春痘更严重。建议多吃些蔬菜和水果，多喝水。

③中医认为，人体的新陈代谢在晚上11点到凌晨2点这段时间内进行，肌肤的新陈代谢也一样在这个时间段进行。因此，如果这个时间段休息不好，就会导致内分泌紊乱，引发青春痘。如果长时间熬夜、睡眠质量不佳还会使青春痘更加严重，因此应在晚上11点前睡觉，睡好子时觉，让肌肤得到最完美的保养。

④精神压力过大，也会造成皮脂分泌旺盛，从而使皮肤长痘，因此女性应保持健康的心态及稳定的思想情绪，多做一些让自己愉快的事情，放松身心。

十、《黄帝内经》教你秋季养颜
——润肺祛燥，让肌肤永葆水嫩

内经原文

秋三月，此谓容平。天气以急，地气以明，早卧早起，与鸡俱兴，使志安宁，以缓秋刑，收敛神气，使秋气平，无外其志，使肺气清，此秋气之应，养收之道也，逆之则伤肺，冬为飧泄，奉藏者少。

——《素问·四气调神大论》

逆秋气，则太阴不收，肺气焦满。

——《素问·四气调神大论》

《黄帝内经》提到，秋天是从容平定的季节，气温逐渐降低，尤其是霜降后寒冷之感明显加重。人们的作息时间以早睡早起为宜，古人经常听见鸡鸣声就起床。精神上要养心调神，让自己的心志平和，但是又不能过于松懈，要收放有度，这样才能适应秋天的"收敛"特性。秋天的气候还会渐渐转变为干燥，人体的皮肤、毛发水分减少，会感觉干枯不适，应多喝水，并适当使用护肤补水之品。另外，秋天尤其要注意保护肺脏，因为肺脏喜润恶燥，在干燥的环境下容易损伤肺阴，出现咳嗽、气喘等症状，所以秋天养生宜润养肺气、调补肺阴。

另外，秋季护肤应以内养外、内外兼修。如果通过正确的养生方法调理好身体，赶走各种疾病，那么肌肤自然健康、红润。

秋季养生方案

□秋季养生四大要点

>>预防秋燥

秋季，天气逐渐变得干燥，人体也会损伤津液。津液损伤后，就会出现口舌干燥、咽喉干燥、大便燥结、皮肤干燥等症状。另外，干燥也会影响肺部的功能，呼吸系统会出现口渴咽干、鼻腔干燥、声音嘶哑、干咳少痰等一系列症状。因此，秋季养生一定要注意防秋燥。

≫防湿邪

秋天到来时，夏天的暑气还没有彻底消散。如果又赶上秋雨，那么湿气阴邪就可能影响到身体健康。因此，秋季养生还要防ümì湿邪伤脾阳而发生的身体水肿、腹泻等疾病。秋季防湿主要应以祛湿化滞、和胃健脾为主。

≫防风邪侵体

秋季，气温变化较大，风邪易乘虚而入，引发疾病。人体一旦受风邪侵袭，就会出现全身酸痛、四肢疲乏等症，严重者还会导致气管炎、咽炎、口歪眼斜等病症。因此，秋季一定要注意随天气变化增减衣物，以防风邪致病。

≫避免情绪抑郁

秋季衰败的景象容易使人产生抑郁的情绪，易因忧思过度而致病。因此，入秋后，一定要多参加有益身心的娱乐活动，以防情绪低沉消极。

□秋季保健四种方法

≫摄取滋阴润肺的饮食

秋季饮食宜清淡，多食莲藕、百合、银耳、核桃、芝麻、绿豆、蜂蜜、梨、柿子等具有滋阴润肺作用的食物。少吃刺激性的食物，如葱、姜、蒜、辣椒等辛辣燥热之品。另外，羊肉、烧烤及油炸食品等热性食物也不宜食用。

百合

≫增强肺活力的深呼吸

深呼吸可锻炼肺部的生理功能，增强肺活力。每天起床前或睡前，平躺在床上，以腹部进行深呼吸，反复做20~30次。注意，呼吸不宜过快，应缓慢进行。

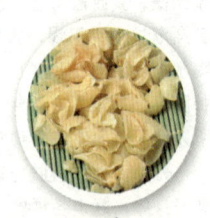

银耳

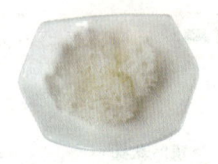

>> 捶背

端坐，腰背挺直，双手握成空拳，捶打脊背，同时要屏住呼吸，叩齿10次，分数次缓缓吞咽津液。捶背时可按从下向上或从上到下的顺序进行。经常捶背保健肺部，有助于预防感冒。

>> 冷水浴

以冷水沐浴、洗脸、浴鼻等方法，可增强人体御寒能力和对病毒的抵抗力，可预防伤风、感冒、支气管炎等疾病。但锻炼时不可勉强，身体不适者不宜采用此法。

☐ 秋季养生餐

【西芹炒百合】

【材料】西芹400克，鲜百合100克。

【调料】盐、味精、香油、水淀粉各1小匙，白糖少许。

【做法】①西芹去筋，洗净，切段；百合去黑根，掰成小瓣备用。②锅置火上，加适量清水，先放少许盐、味精烧沸，再下入西芹、百合烧透，捞出，沥干备用。③油锅烧热，先下西芹、百合略炒，再调入盐、味精、白糖翻炒均匀，然后用水淀粉勾芡，淋入香油即可。

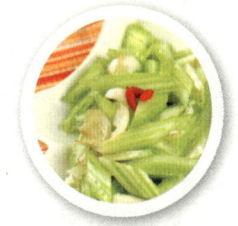

西芹炒百合

营养师小叮咛 百合具有滋阴润肺的作用，是秋季养生的理想食物。

【核桃仁炒韭段】

【材料】韭菜350克，核桃仁150克。

【调料】盐适量。

【做法】①韭菜洗净，切段，备用。②锅置火上，倒入适量的油烧热，下核桃仁炸黄，取出，备用。③另起油锅，放入韭菜段翻炒，待韭菜呈深绿色时，放入核桃仁，炒熟后用盐调味即可。

核桃仁炒韭段

营养师小叮咛 核桃具有润燥滑肠的作用，可防大便秘结，十分适合在干燥的秋季食用。

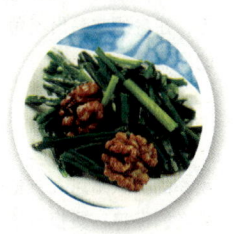

【奶油银耳炒西蓝花】

【材料】西蓝花300克，银耳150克。

【调料】奶油、鸡油、盐、味精、料酒、水淀粉各适量。

【做法】①将银耳用温水充分泡发，去根，洗净，汆烫，捞出，沥干；西蓝花洗净，切小块，用沸水烫熟，捞出过凉。②锅置火上，放入适量清水，下奶油、味精、料酒，调好口味，放入银耳炒2~3分钟，放入西蓝花翻炒至将熟后，再投入盐，翻炒片刻后用水淀粉勾芡，淋上鸡油，炒匀即可。

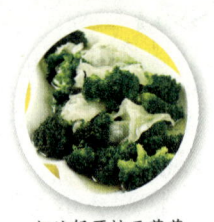

奶油银耳炒西蓝花

营养师小叮咛　西蓝花与银耳的黄金搭配，不但能润肺祛燥，而且还可有效预防便秘。

秋季养颜三大重点

□保持皮肤清洁

秋季护肤，还应一如既往地注重清洁工作。避免油脂与污物堵塞毛孔，使肌肤的血液循环保持畅通，从而使气血充盈、面色红润。

□去除角质

秋季，干燥的天气容易使肌肤干燥脱皮，这样就会使肌肤出现角质。如果角质堆积，也会导致毛孔堵塞，引发青春痘、痤疮、肤色暗沉、肌肤粗糙等问题。因此，秋季护肤应注意去除角质。可使用专门的去角质产品，在身体容易出现角质的部位涂抹按摩，以去除角质，然后再擦上保湿的乳液即可。

□预防肌肤干燥

秋季空气湿度低，天气干燥，肌肤容易出现干燥缺水的情况。因此，秋季的护肤重点之一就是为肌肤补水。除了通过饮食摄取水分，还要注意外在的保养，更换保湿效果更强的护肤品，如定期用补水面膜敷脸、用不含酒精的营养水擦脸等。

十一、《黄帝内经》教你冬季养颜
——防病、养颜一起来

内经原文

冬三月,此为闭藏。水冰地坼,勿扰乎阳,早卧晚起,必待日光,使志若伏若匿,若有私意,若已有得,去寒就温,无泄皮肤,使气极夺。此冬气之应,养藏之道也,逆之则伤肾,春为痿厥,奉生者少。

——《素问·四气调神大论》

逆冬气,则少阴不藏,肾气独沉。

——《素问·四气调神大论》

《黄帝内经》提到,冬天是闭藏的季节,河水结冰,田地冻裂,到处是阳衰阴盛的物候天象。人们要早些睡,太阳上升时再起床,避寒就暖,也不要时常出汗,使体力愈加耗散。精神方面须敛藏镇静,但内心还是要像一件事得到了满意结果那样高兴,这是保养冬天"藏"气的方法。冬主肾骨,而冬令闭藏,宜于肾气密固,所以冬勿伤筋骨,但要多活动躯体肢节,以益于内脏,以养阴理营血。因此,冬季要善养肾阴,否则会内伤肾气,到春天出现肢软无力的症状,难以承受明春的"生"气了。而女性在养颜护肤方面,仍应注意补水保湿,防止肌肤干燥,还要增强肌肤的御寒能力。

冬季养颜先养生

□冬季养生要点

①寒冷的冬季,气温骤降,容易导致人体猝发各种疾病,尤其是心脑血管疾病。因此,保暖防寒是冬季养生的重中之重。

②冬季,气温较低,人体的调节能力变差,因此应加强营养,多吃富含维

生素及矿物质的新鲜蔬果及鸡蛋,少摄取动物性脂肪。平时可以多吃绿叶蔬菜、苹果、芝麻、蜂蜜等食物。

③适当运动可以起到强身健体、养生祛病的作用。即使是在寒冷的冬季,也应经常参加体育锻炼,以提高中枢神经的兴奋性,改善体温调节功能,增强人体免疫力,预防慢性支气管炎、因脑血管狭窄引起的高血压、心脏病等冬季高发病。体质较弱的女性尤其应多运动,提升自己的耐寒程度,提高身体抵抗疾病的能力。

④冬季应早睡晚起。这是因为冬季是万物闭藏的季节,也是人体修养的最佳时刻。因此,冬季不应起得太早,即使是晨起锻炼,最好也要等日出以后再开始。

⑤冬季寒冷的天气容易使人出现压抑、紧张、苦闷的情绪。人一旦出现负面的精神状态,就会导致各种问题,如血液循环不畅、手足凉等,还会使皮肤出现苍白、干燥、皱纹加深等问题。因此,女性在冬季应注意调节自己的情绪。

⑥中医认为,冬季应注重养肾,而足底的涌泉穴是肾水之源。另外,足部还是人体肾经、脾经、肝经、膀胱经等多条经络的交接点,对全身气血的运行有着重要作用。因此,冬季应加强足部保健,以保养肾脏。平时应坚持用45~50℃的热水泡脚,同时最好按摩一下涌泉穴、太冲穴、三阴交等穴位,以活络全身气血,促进全身的血液循环,赶走疲劳,改善睡眠状况,养肾壮阳,预防疾病。

浴足时,按按足底的涌泉穴,可助养肾气,预防疾病

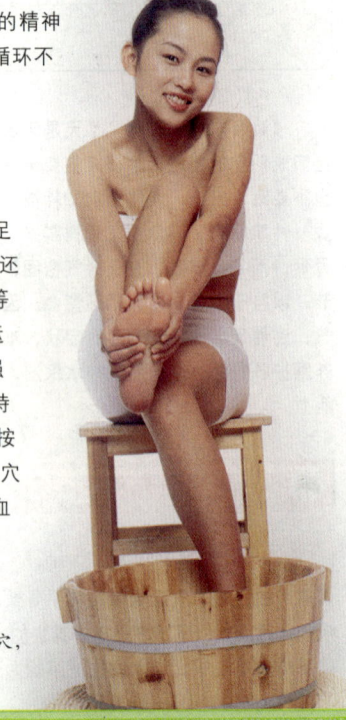

□ 冬季养生餐

【核桃枸杞猪腰汤】

【材料】猪腰两个，枸杞子、生地黄各15克，首乌60克，巴戟、核桃仁各30克，姜片适量。

【调料】盐、味精、料酒各适量。

【做法】①枸杞子、生地黄、首乌、巴戟洗净，核桃仁以沸水烫掉表皮，备用；猪腰切开，去掉白脂膜并切片，入油锅并加入姜片翻炒。②把除熟猪腰片以外的其他材料全部放入砂锅中，加水煮沸，小火煲2小时，最后加入炒好的猪腰，煮5分钟，加调料调味即可食用。

核桃枸杞猪腰汤

营养师小叮咛 这道汤具有壮阳养肾的功效，尤其适合阳虚的女性冬季滋补之用。

【鹿茸什锦粥】

【材料】粳米200克，鹿茸1.5克，海参20克（水发），大虾10克，干贝（水发）、火腿各5克，水发口蘑、冬笋各适量。

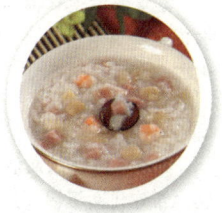

【调料】盐、味精、鸡油、水淀粉各适量。

鹿茸什锦粥

【做法】①海参和大虾洗净，切丁，汆烫后沥干，其余材料切丁。②粳米洗净，加适量水煮。③粥锅内放入海参、大虾、干贝、火腿、口蘑、冬笋，再放盐、味精调味，最后放入鹿茸片，以水淀粉勾芡，淋入鸡油出锅。

营养师小叮咛 鹿茸是滋补佳品，海参具有极好的滋阴养颜功效，二者与虾搭配，可平补阴阳，使气血充足，从而带来好气色。

【西红柿玉米汤】

【材料】玉米粒200克，西红柿两个。

【调料】盐适量，胡椒粉少许，奶油高汤500毫升。

【做法】①西红柿洗净，用热水汆烫去外皮，去籽，切丁。②锅中加奶油高汤煮沸，放入玉米粒、西红柿、盐、胡椒粉煮5分钟即可。

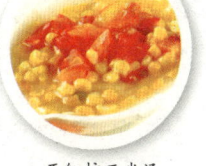

西红柿玉米汤

营养师小叮咛 本品中含有丰富的维生素C，经常食用，可提高人体免疫力。

冬季养颜要诀

☐ 用冷水洗脸

每天清洁完皮肤后，最好再以冷水洗脸。这样可使毛孔收缩，防止污垢侵入，能增加皮肤弹性，延缓衰老；还能促进面部血液循环，使皮肤更加红润。另外，用冷水洗脸还能增强皮肤的御寒及抗病能力。

☐ 继续加强补水保湿

补水保湿是一年四季都不可忽视的护肤关键，尤其是在干燥、寒冷的冬季，皮肤容易干燥、脱皮，因此冬季必须注意为肌肤补充水分。

补水的方法有很多，如多喝水，多吃富含水分的新鲜蔬菜和水果，多喝一些具有补益作用的汤类；每周使用1~2次补水保湿面膜为肌肤补水等。

☐ 适当泡澡

冬季，人体的血液循环变得不畅，新陈代谢缓慢。如果适当泡泡热水澡，就能加快人体新陈代谢的速度，使气血运行至身体的各个部位，从而改善肤色暗沉、皮肤粗糙、四肢冰冷的状态。

☐ 坚持按摩

每天坚持按摩面部，以促进面部血液循环，增强脸部细胞的活力，使气血畅通，从而起到美容养颜的作用。平时可按摩印堂、攒竹、丝竹空、鱼腰、阳白、睛明、四白、迎香等面部的美容穴位。

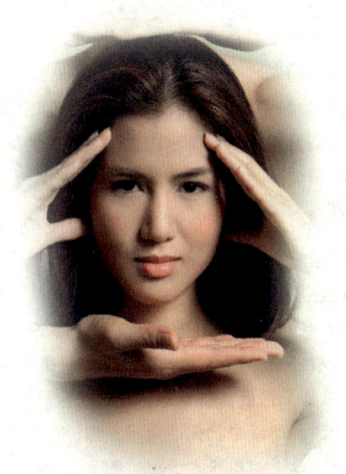

适当按摩面部，可促进血液循环，改善各种皮肤问题

十二、《黄帝内经》教你养心
——安神、养颜从"心"开始

内经原文

心主血，为生之本……心充脉华面，在液为汗，开窍于耳及舌。

——《黄帝内经》

心者，君主之官也，神明出焉。

——《素问·灵兰秘典论》

《黄帝内经》认为，心是五脏六腑的君主，有非常重要的地位。中医里说的养心，保养的不只是心脏，还有精神。如果"心"养好了，一般的疾病就没有机会入侵。因此，一个人若想健康长寿、容颜美丽，就要从"养心"开始。

饮食养心法

□ 养心安神的最佳食材

1. 小米

小米具有很好的养心安神功效，能缓解精神紧张、压力过大、疲惫乏力，还能改善皮肤粗糙。另外，小米还是女性产后恢复的食疗佳品，有助于恢复体力。煮小米粥时，表面会漂浮一层形如油膏的黏稠"米油"，营养极为丰富，其安神功效更佳，不要将其撇去。

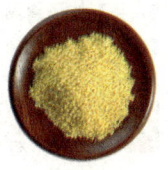

小米

2. 蜂蜜

蜂蜜具有滋阴润燥的功效，可润肺养心，滋养肌肤。女性在每天晨起后喝一杯蜂蜜水，可起到润肠、排毒、通便的作用，长期坚持，可保持肌肤光滑、润泽。

☐ 养心安神的民间便方

【枸杞子枣仁茶】
【配方】枸杞子 30 克,炒枣仁 40 克,五味子 10 克。
【做法】各味药混合,均分成 5 份。
【用法】每日取 1 份,泡茶饮用。
【功效】安神明目,滋润皮肤。

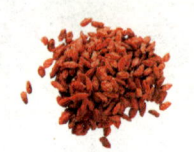

枸杞子

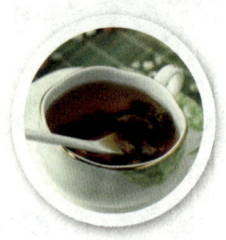

【龙眼茶】
【配方】龙眼肉 5～8 颗。
【做法】将龙眼肉放入碗中,隔水蒸熟,用沸水冲泡,加盖泡茶。
【用法】代茶饮。
【功效】镇定安神,美容养颜。

龙眼茶

【芹菜枣仁汤】
【配方】芹菜根 90 克,酸枣仁 9 克。
【做法】用水煎。
【用法】每日饮两次。
【功效】养心安神,适用于惊悸、心慌等症。

【龙眼远志汤】
【配方】龙眼肉、枸杞子各 10 克,远志、枣仁各 3 克,当归 6 克,白糖适量。
【做法】将龙眼肉、枸杞子、远志、枣仁、当归一起放入水中煮至汤浓,加白糖调味即可。
【用法】饮汤食汤料。
【功效】养心安神,益气补血。

养心安神的特效穴位及经络

☐ 两大安神特效穴位——大陵、神门

大陵在腕掌横纹的中点处,掌长肌腱与桡侧腕屈肌腱之间,为手厥阴心包经的原穴。神门在腕部,腕掌侧横纹尺侧端,尺侧腕屈肌腱的桡侧凹陷处,屈肘仰掌取穴。对于气血瘀阻引起的心痛和心神失养、心火亢盛、

痰蒙心窍所致的心烦，以及惊悸、健忘、失眠等症，神门穴和大陵穴均可改善。平时有心慌、气短、胸闷等不舒服症状，可按揉神门和大陵穴达到缓解症状之效。

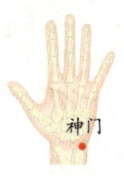

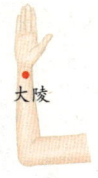

神门　大陵

□ 手少阴心经

手少阴心经及所属腧穴能主治与"心"相关的病症，具有养心的作用。手少阴心经的气血在午时（11～13点）最旺，此时按摩完手臂之后，小憩一下，有助于心气推动血液运行，安神养精气，还可使下午至晚上精力充沛。

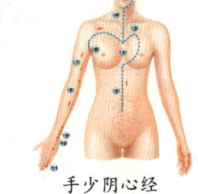

手少阴心经

□ 手厥阴心包经

心包是心的保护组织，又是气血通道，可清除心脏周围外邪，使心脏处于完好状态。手厥阴心包经从胸沿手臂内中部走至手中指中冲穴。手厥阴心包经戌时（19～21点）经气最旺，白天按摩心经，晚上按摩心包经，时时护心脏，减压心舒畅。

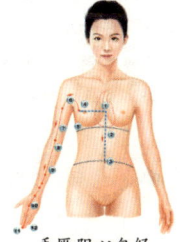

手厥阴心包经

国医小课堂

心功能失常的症状

中医认为，心主血脉，如果心功能失常，就会出现各种病理变化。

①**心血亏虚**。如果心血虚少，经脉不通，就会出现心悸、面色及口唇苍白、脉细无力等症状。

②**心气不足**。指心的精气虚少、输血功能减弱，这时就会出现心慌心跳、面色苍白、脉虚无力等症状。

③**心血瘀阻**。一旦出现心脏血液瘀阻的情况，就会导致心悸、心前区憋闷疼痛、面色发灰、口唇青紫、脉搏不规律等病症。

十三、《黄帝内经》教你养肝
——肝血充足，女人自然美丽

内经原文

肝藏血，为罢极之本……充筋华爪，开窍于目。

——《黄帝内经》

《黄帝内经·素问·六节脏象论》记载，肝是"四肢的根本，藏魂之所在"，也是人体最大的腺体，与身体其他器官联系密切。它仿佛是一个巨大的化学加工厂，具有代谢、分泌胆汁、解毒、免疫、调节水电解质平衡等功能，因此被称作是"将军之官"。那么如何来保养人体的"将军"呢？平时可多吃有舒肝养血作用的食物；日常生活中还要注意调适心情，养成乐观、开朗、宽容、放松的健康行为模式，避开不良的精神刺激。

滋养肝血的民间便方

【天麻鱼头汤】
【配方】天麻10克，鱼头1个，葱、姜、醋、盐各适量。
【做法】天麻、鱼头、葱、姜、醋、盐一同放入砂锅中熬煮30分钟。
【用法】吃鱼喝汤。
【功效】平肝潜阳，适用于肝阳上亢引起的头晕、头痛、眼花、肢体麻木等症。

【菊花清火汤】
【配方】菊花、薄荷各5克，桑叶10克。
【做法】先将菊花、桑叶煎15分钟，最后放薄荷煎出味道即可。
【用法】代茶饮，每天3次。

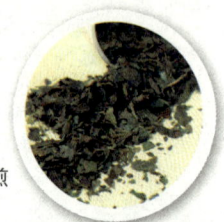

桑叶

【功效】清肝明目，适用于肝火上炎引起的头晕目眩、目赤肿痛等症。

【当归黄芪饮】

【配方】当归、黄芪各15克，白芍10克，甘草3克。

【用法】水煎服。

【功效】养肝健脾，益气补血，适用于肝血不足引起的面色萎黄、形体消瘦。

【白芍补肝饮】

【配方】白芍10克，熟地15克，枸杞子15克，甘草6克。

【用法】水煎服。

【功效】滋阴益肾，养肝补血，适用于肝肾血虚引起的体弱无力、面色苍白、目暗不明等症。

【罗布麻茶】

【配方】罗布麻叶10克。

【做法】将罗布麻叶用开水浸泡20分钟。

【用法】代茶饮。

【功效】适用于肝阳上亢引起的头部胀痛、头晕目眩、烦躁易怒等症。

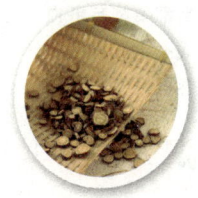

甘草

养肝的特效经络与穴位

☐ 足厥阴肝经

足厥阴肝经能调理肝脏，滋养肝脏治疗肝脏功能异常所生疾病。肝经的气血在丑时最旺，也就是凌晨的1~3点。这时，人体的阴气开始下降，阳气开始上升。此时应该安静地休息，以与自然之气相应。

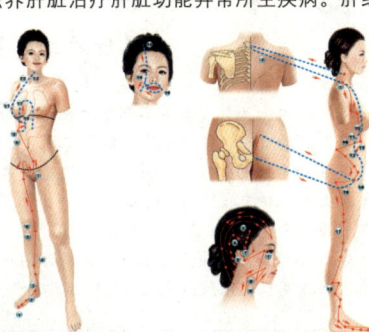

☐ 足少阳胆经

肝胆均位于右胁下，肝经胆经互为表里，足少阳胆经可以舒肝健脑、通畅气血。足少

足厥阴肝经　　足少阳胆经

阳胆经的气血在子时最旺,也就是晚上11点~凌晨1点。这时阴阳转换,阴气最重,阳气刚开始生发,所以要保证良好的睡眠。

□ 太冲

中医讲久视伤肝血。肝开窍于目,目之所以具有视物功能,全依赖肝精、肝血的濡养和肝气的疏泄。肝经上连目系,肝的精血循肝经上注于目,使其发挥视觉作用。只有精血充足,肝气调和,眼睛才能发挥视物辨色的功能,过度用眼自然要损耗肝血。经常使用电脑的人更应该注意养肝。长时间在电脑前工作,可以采用脚踩大脚趾和太冲穴的方法来补养肝经气血。

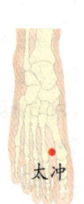

简单小动作,养护你的肝

①站立,双脚自然分开,与肩同宽,上半身要放松,双膝微屈,重心下移,自然地扭动腰部晃动肩膀。注意保持自然的呼吸。
②站立,双脚尽量分开到最大距离,膝微屈,全身放松,双臂伸直并在体前先沿顺时针方向转8次,再沿逆时针方向转8次。

国医小课堂

养肝的注意事项

①饮食方面,避免暴饮暴食,做到饮食均衡,不吃肥肉、猪油、辣椒、油炸食品等不利于肝脏的食物。另外,不要过量饮酒,以免增加肝的负担,影响肝对毒素的代谢,从而引发酒精肝等疾病。
②保持愉快的心情。中医认为,愤怒、抑郁的情绪都会对肝造成损伤,因此应保持平和、快乐的心境。
③注意劳逸结合,避免经常熬夜,以免损伤肝血。
④谨慎用药。任何药物都有一定的毒副作用,因此一定要在专业医生的指导下用药,以防用药不当对肝造成损伤。

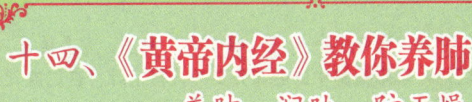

十四、《黄帝内经》教你养肺
——养肺、润肤、防干燥

内经原文

肺者，气之本……其华在毛，其充在皮。

——《素问·六节藏象论》

《黄帝内经》提出，肺为华盖。意思是肺的位置较高，像雨伞一样给五脏六腑挡风遮雨。只有肺部濡润，才能使肌肤健康、润泽。入秋后气候逐渐干燥，肺脏变得脆弱，皮肤黏膜水分蒸发加速，于是就会出现一些肺部疾病，还会导致各种肌肤问题。专家建议，保养肺要多吃滋阴润肺的食物，少吃冰冷的食物；保持居室空气清洁；多做扩胸运动；保持心情舒畅，平常多笑一笑也能改善肺部功能。

养肺驻颜的民间便方

【养肺汤】
【配方】黑豆10颗，核桃仁3个，红枣3颗，鸡蛋1～2个。
【做法】以上各味加水500毫升，小火煮半个小时。
【功效】滋阴润肺，美容养颜。

【百合荸荠雪梨羹】
【配方】百合、荸荠各30克，雪梨1个，冰糖、藕粉各适量。
【做法】百合洗净，荸荠捣烂，雪梨去核切小块，一起煮熟后加冰糖、藕粉适量。
【用法】每日1次，连服两周。
【功效】润肺止咳，清热排毒。

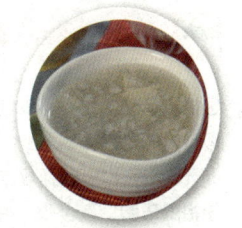

百合荸荠雪梨羹

【南杏猪肺汤】

【配方】甜杏仁15~20克,猪肺1个,葱、姜、蒜、料酒、盐各适量。

【做法】猪肺洗净,切片,挤出猪肺中的泡沫并洗净。将猪肺、杏仁放入瓦煲内加水煲煮,加入葱、姜、蒜、料酒,小火煮1小时,加盐调味。

【用法】食肉喝汤。

【功效】养肺补气,滋润肌肤。

保养肺的经穴按摩法

□最佳养肺经络——手太阴肺经

肺经是肺在身体表面最直接的通道,当你还没感觉到不舒服的时候,在肺经上已经表现出来了。沿着手太阴肺经循行部位由上向下按摩,重点按摩中府、云门、尺泽、列缺、太渊、鱼际、少商穴,每穴各按揉5分钟,有微微的麻胀感为佳。长此以往,能调节呼吸系统的功能,预防感冒。

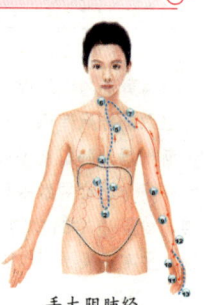

手太阴肺经

□通肺益气的按摩法

①用双手中指指腹上下反复按摩鼻翼。

②用食指和拇指捏揉鼻尖,至鼻部热麻、呼吸通畅。

③以中指或食指的指腹按揉人中穴,先沿顺时针方向按揉60次,再沿逆时针方向按揉60次,然后再点按20次。

简单易做的健肺运动

①**扩胸运动**。站立,吸气,同时伸展双臂,尽量扩展胸部;呼气,还原。

②**转体推胸**。吸气,上半身缓慢地向右后方转动,右臂侧平举向右后方伸展;呼气,左手平放于右侧胸前向右推动胸部。然后换另一侧做同样的动作。

③**抱膝压胸**。取坐位,呼气,抬起左腿,抱住小腿,向胸部挤压。吸气,还原,换另一侧做同样的动作。

十五、《黄帝内经》教你养脾
——生发气血，带来好气色

内经原文

脾胃者，仓廪之官，五味出焉。

——《素问·灵兰秘典论》

《黄帝内经》提到，脾胃是人的后天之本，是五脏气血产生的源头。如果脾健康，那么气血就充盈，这样就能使皮肤红润、有光泽。这里所讲的脾，并不是西医中的脾脏，而是包含了胃、小肠、大肠等器官。脾在五行中属土，是人体气血的"生产车间"，将食物消化成我们需要的营养物质并运送到全身各处。那么我们该如何保护这个"后天之本"呢？饮食上要注意多吃清淡易消化的食物，每餐不能过饱。保持心情舒畅、适量运动都是调节脾功能的好方法。除此之外，也可以通过做腹式呼吸、按摩腹部，来强健脾胃。

健脾的饮食方案

□调养脾胃的民间便方

【健脾汤】

【配方】红枣50克，带蚕蛹的蚕茧20个，白糖适量。

【做法】红枣洗净，与带蚕蛹的蚕茧一起入锅，加800毫升水煮沸后，用小火慢煮15分钟。滤汁后加入白糖调味。

【用法】清晨服用。

【功效】养胃健脾。

【太子参茯苓粉】

【配方】太子参、茯苓各10克。

【做法】太子参、茯苓研成细末，日常煮饭炖汤时加入。

【用量】每次10克。

【功效】益气，健脾胃。

【炒盐暖脾法】

【配方】盐100克。

【用法】盐炒热后用较厚的纱布袋装好，置于脐上三横指处。

【功效】温中，散寒，止痛。

推荐健脾养生餐

【山药鱼汤】

【材料】山药500克，河鱼1条，葱、姜、蒜各适量。

【调料】料酒、盐各适量。

【做法】①山药洗净切块，河鱼洗净去肠杂。②锅内放适量清水，放山药和河鱼，再加入适量的盐、料酒、姜、葱、蒜，小火熬煮30分钟即可食用。

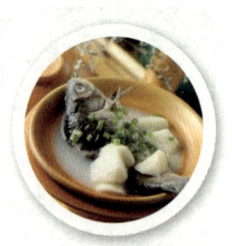

山药鱼汤

营养师小叮咛 山药是健脾养胃的理想食物。

【黄芪牛肉粥】

【材料】新鲜牛肉、粳米各100克，黄芪10克，葱适量。

【调料】胡椒粉、鸡精、盐各适量。

【做法】①粳米洗净，牛肉切小片，加水、黄芪慢煮。②粥好后，加入葱、盐、鸡精、胡椒粉调味，每日两次。

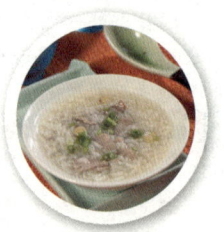

黄芪牛肉粥

营养师小叮咛 黄芪具有补中益气、养肝健脾的功效，可增强人体免疫力。

滋养脾的两大特效穴位

□ 太白

太白穴位于足内侧缘，第一跖骨小头后下方凹陷处，为足太阴脾经原穴。《黄帝内经》记载："五脏有疾，当取之十二原"，故太白穴有健脾的作用，是治疗脾胃虚弱的重要穴位。

脾虚之人，手脚发凉、头晕、胃肠难消化、腹泻，可以拇指或笔杆按摩太白穴来缓解，以有痛感为度。按摩时也可采用单食指叩拳法或叩指法，由脚趾向脚跟方向，由轻渐重推压5次。辅助手扶于足背，指背顶压时力度要均匀，并逐渐由轻加重。

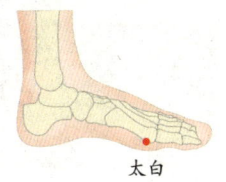

太白

□ 章门

章门在侧腹部，第十一肋游离端的下方。凡五脏疾患，皆可酌情按摩章门。按摩章门可以用一手掌部从一侧章门穴横摩到另一侧章门穴处。按摩此部位有医治腰腹疼痛、疏通脾经脉气的作用。也可将两手做掐腰式，大拇指在后，其余四指在前，掌心虚按在髂嵴部，用指捏法捏按游离肋所处部位，即可刺激到章门穴。还可用双手指端按压此穴，并且做环状运动。左右同时进行数十次。

章门

健脾养脾按摩法

①被按摩者取仰卧位，按摩者双手摩擦发热，然后用拇指指腹从膻中向两侧乳中分推，并沿肋间向外平推至胸侧，然后下移一个肋间隙，再从内向外分推，依次向下至腹部，反复3次（图①）。

①从膻中向两侧乳中分推

②用双手从被按摩者的一侧腹部向对侧腹部拿捏，要求拿捏时提起腹部肌肉，轻轻提起稍停片刻，再松开前移，上下腹各1次，整腹反复3次（图②）。

②拿捏、提起腹部肌肉

③双手重叠放在腹部，从腹中央开始，沿顺时针环转摩腹50圈，由内向外逐渐增大按摩范围，再沿逆时针方向摩腹50圈。

④被按摩者改为俯卧位，按摩者用双手拇指指腹点揉脾俞、胃俞穴各100次。

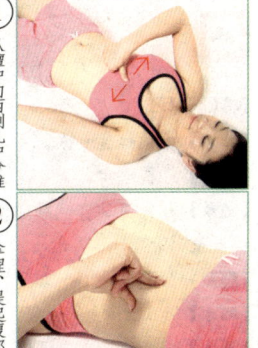

十六、《黄帝内经》教你养肾
——肾气足的女人最美丽

内经原文

肾者，主蛰，封藏之本，精之处也，其充在骨。

——《素问·六节藏象论》

《黄帝内经》提到，肾是人的先天之本，它的功能主要体现在水的代谢是否正常、骨骼牙齿是否强健、头发是否乌黑亮丽等方面。中医养生理论认为，五谷杂粮以及新鲜的水果蔬菜可以补肾。然而，最近的一些调查显示，现代都市人的主食摄入量越来越少。主食摄取不足，就容易导致气血亏虚、肾气不足。谷物能补益肾气，一些豆类蔬菜对补肾也很有帮助，如扁豆、刀豆、豇豆等。现代女性工作和生活的压力增大，肾脏也会逐步出现亏损，因此女性更应注重养肾。

养肾的民间便方

【核桃仁】
【配方】核桃仁适量。
【用法】炒香嚼食。
【功效】补肾温肺，润肠通便，适用于肾虚引起的腰痛、脚弱无力或虚寒咳喘及便秘者。

【鹿茸补肾酒】
【配方】鹿茸20克，白酒500毫升。
【做法】将鹿茸泡入白酒中，浸泡10天。
【用法】每天饮用10毫升。
【功效】补肾壮阳，强健筋骨，适用于肾阳不足、精血

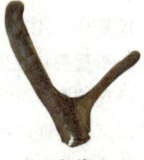

鹿茸

亏虚引起的四肢阴冷、腰膝酸痛、头晕眼花。

【杜仲腰花】

【配方】 杜仲 12 克，猪腰两个，葱、姜、盐各适量。

【做法】 杜仲煎汁，猪腰切成腰花，用杜仲药液做调料汁，加葱、姜、盐炒后食用。

【功效】 补肝肾，强筋骨，适用于由肝肾不足引起的肾虚、腰痛、腰膝无力、头晕、耳鸣等症。

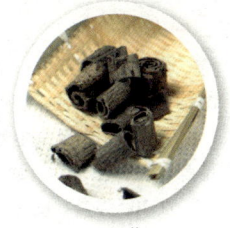

杜仲

【鹿角胶粥】

【配方】 鹿角胶 6 克，粳米 100 克，白糖少许。

【做法】 粳米淘洗干净，煮成粥，将鹿角胶打碎放入热粥中溶解，加白糖调味即可。

【功效】 益气补血、强肾补精，可改善由肾阳不足、精血虚损引起的形体瘦弱、腰膝酸痛等症。

【蛤蚧酒】

【配方】 蛤蚧两只，50 度以上的白酒 1000 毫升。

【做法】 蛤蚧去头、足、鳞，切块，浸泡在 50 度白酒中，密封 60 天。

【用法】 每次饮 10 毫升，每日两次。

【功效】 益肾固本，补肾阳，益精血。

养肾壮阳的两大名穴

□ 太溪

太溪穴在足内侧，内踝后方，内踝尖与跟腱之间的凹陷处。太溪穴是足少阴肾经原穴，具有较强的补益肾气作用。刺激太溪穴对全身很多脏腑器官均有调整作用。按摩时可盘腿端坐，用左手拇指按压右踝后太溪穴（内踝尖与跟腱的中点），左旋按压 10 次，右旋按压 10 次，然后用右手拇指按压左踝后太溪穴，手法同前。太溪穴是一个大补穴，凡是肾虚引起的各种症状，如腰酸、头晕、耳鸣、脱发、牙齿松动、哮喘、性功能减退、习惯性流产等

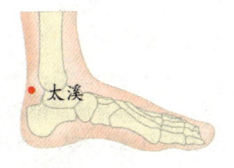

太溪

症，都可通过刺激这个穴位收到明显的效果。

□涌泉

涌泉穴是肾经的一个重要穴位，经常按摩此穴，有增精益髓、补肾壮阳、强筋壮骨之功。

中医认为，肾是主管生长发育和生殖的重要脏器，肾精充足就能发育正常，耳聪目明，头脑清醒，思维敏捷，头发乌亮，性功能强盛；反之，若肾虚精少，则记忆力减退，腰膝酸软，行走艰难，性功能低下，未老先衰。涌泉穴位于足底，在足掌的前1/3处，屈趾时凹陷处便是。按摩涌泉的具体方法：每晚睡前，盘腿而坐，赤足，用左手拇指按压右足涌泉穴，左旋按压30次，右旋按压30次，然后用右手拇指按压左足涌泉穴，手法同前。若能长年坚持，自然会增强肾脏功能。

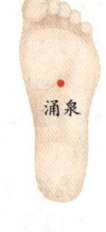

助养肾阳的其他方案

□伸懒腰

对于现代白领女性而言，一天中的大部分时间都是坐着度过的。坐久了会导致腰部酸痛，其实这是肾脏不适的反应。这时，每隔1小时就站起来活动一下，经常伸伸懒腰、扭扭腰，就能很好地缓解疲劳、赶走不适。

□注意保暖

在寒冷的季节，女性一定要注意保暖，尤其是腰腹部和足部的保暖，避免寒气侵入体内导致肾脏疾病。

经常伸伸懒腰可活化脊柱，改善肾气不足的状况

□服用补肾中成药

肾虚的女性可以服用一些补肾的中成药，但在服用前一定要先咨询专业的医师，并在中医医师的指导下服用。

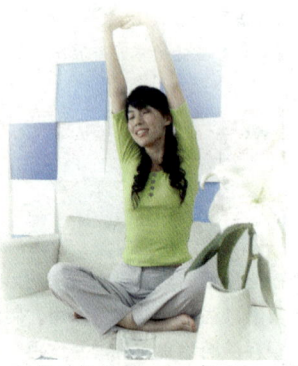

十七、《黄帝内经》教你养胆
——美容嫩肤先养胆

内经原文

胆者，中正之官，决断出焉。

——《素问·灵兰秘典论》

《黄帝内经》提到，胆是六腑之首，与肝相连。胆经与肝经互为表里。在人体各循环系统中，胆能调动刺激各内脏。胆气升，则五脏旺，没有胆的刺激、监督与鞭策，人体内部的各个系统就会出现功能紊乱、运转速度和效率慢慢降低，影响身体健康。另外，如果胆的功能失常，就会导致黄疸、皮疹、肌肤粗糙等皮肤问题。

养胆利肝的饮食方案

□养胆利肝的饮食原则

①饮食宜清淡，避免食用油炸食品。 易于消化的食物可避免胆囊过度紧缩，还会使胆汁分泌增多，因此可多吃面食、豆制品、玉米粥、鸡蛋、菠菜、小白菜等不油腻易消化的食物。

②进餐应规律。 进餐要有规律，最好在固定的时间进餐，且平时尽量少吃零食，以防胆囊长时间受到刺激。

③饮食要有节制，不宜暴饮暴食。 因为经常进食过量会使胆囊过度收缩，从而增加胆囊负担。

④保证充足的饮水量。 饮水充足可稀释胆汁，防止胆囊中形成结石。

□预防胆囊疾病的民间便方

【丝瓜络散】

[配方] 金钱草40克，丝瓜络末20克。

【用法】金钱草水煎浓汁，滴酒数滴，用金钱草汁送服丝瓜络末，分早晚两次服用。

【功效】利肝疏胆，预防慢性胆囊炎。

【保胆胶囊】

【配方】紫河车粉、地龙粉、猪胆粉各20克。

【做法】以上所有药粉混合均匀装入胶囊。

【用法用量】每次3粒，每日两次，温水送服。

【功效】预防慢性胆囊炎，也适用于慢性支气管炎、慢性盆腔炎。

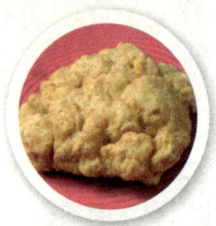

紫河车

养胆防病的按摩操

①取正坐位，双手臂在胸前交叉，用对侧手掌同时用力拍打肩背部各30次（图①）。

②用双手拇指指腹按压阳陵泉、足三里、内关、合谷穴（图②），注意按压时用力要稍重，每穴每次各5分钟，至感到酸胀为宜。

③用拇指指腹按压被按摩者的肝俞、胆俞，注意按压时用力要稍重，每穴每次各5分钟，至疼痛缓解为宜。

④将双手重叠，垂直按压被按摩者的脊柱，自上而下反复5次。

⑤被按摩者改为左侧卧位，左腿伸直，右腿屈曲，按摩者用双手提、拿、捏被按摩者的肋部10次，提、拿、捏时用力要稍重（图③）。

⑥被按摩者改为仰卧位，按摩者沿肋弓用掌根自上而下推拿50次。

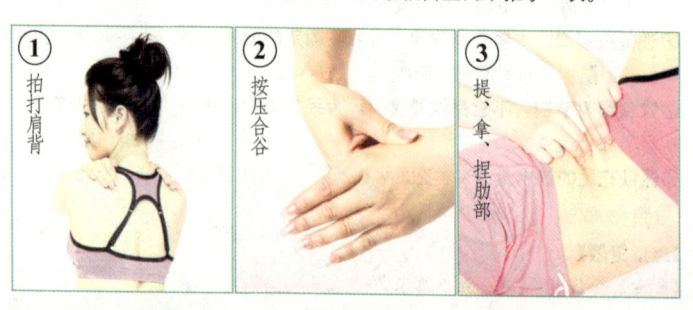

① 拍打肩背

② 按压合谷

③ 提、拿、捏肋部

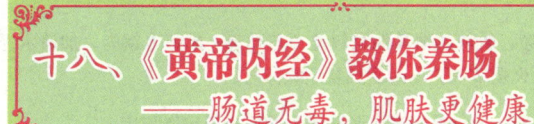

十八、《黄帝内经》教你养肠
——肠道无毒，肌肤更健康

内经原文

肠常清，人长寿；肠无渣，人无病。

——《黄帝内经》

《黄帝内经》提出，只要保持肠道清洁、没有毒素，人就能远离疾病、延年益寿。如果你出现长青春痘、皮肤粗糙、肤色无华等情况，就说明体内有毒素，提醒你该保养肠道了。

养肠排毒的饮食方案

□ 清肠防病的民间便方

【人参小米粥】

【配方】川芎、人参、白茯苓、当归、白术、白芍、桂枝各6克，小米60克。

【做法】所有药物水煎，取汁，加小米煮粥。

【功效】润肠通便，预防多种肠道疾病。

【香浓花茶】

【配方】玫瑰花、金银花各10克，红茶、甘草各6克。

【做法】以上各味水煎。

【用法】代茶饮。

【功效】为肠道补水，预防便秘及慢性肠炎。

玫瑰花

□ 清肠排毒养生餐

【薏米陈皮鸭肉汤】

【材料】鸭肉250克，炒薏米、莲子各30克，陈皮6克，生姜4片。

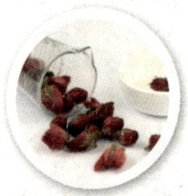

【调料】盐适量。
【做法】鸭肉洗净,斩块,把其他材料洗净与鸭肉一起放入锅内,加清水,大火煮沸,改小火煲2～3小时后加盐调味即可。

营养师小叮咛 此汤可滋养肠道,预防慢性结肠炎等肠道疾病。

【麻仁栗子糕】
【材料】芝麻仁、火麻仁各适量,栗子粉、玉米粉各30克。
【调料】红糖适量。
【做法】将芝麻仁洗净、沥干。将火麻仁研成细末,与芝麻仁、玉米粉放入盆内拌匀,再加栗子粉、红糖,用清水调和,做成糕坯。上笼用大火蒸15～20分钟即可。

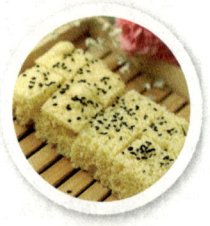

麻仁栗子糕

营养师小叮咛 芝麻仁、火麻仁均有滑肠功效,可预防便秘,排出毒素。

保健肠道的按摩操

①被按摩者取仰卧位,按摩者用拇指指腹按揉天枢、大巨(图①)、关元穴,注意按揉时力度要适中,每穴每次各2分钟,至被按摩者感觉酸胀为宜。
②除拇指外,其余四指并拢,用指腹沿被按摩者的肚脐周围顺时针方向摩擦20次(图②)。
③被按摩者改为俯卧位,按摩者张开五指,用拇指指腹按压大肠俞、小肠俞(图③),其余四指抱住两侧腰部,注意按揉时力度要适中,每穴每次各5分钟,至被按摩者感觉酸胀为宜。
④用手掌小鱼际沿脊柱自上而下反复摩擦5次,至被按摩者皮肤发红为宜。

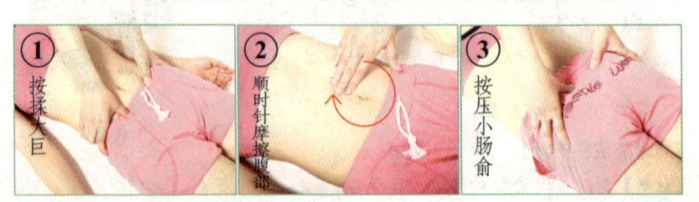

① 按揉大巨
② 顺时针摩擦腹部
③ 按压小肠俞

十九、《黄帝内经》教你养胃
——健胃才能防衰老

内经原文

胃者五脏六腑之海也,水谷皆入于胃,五脏六腑皆禀气于胃。

——《灵枢·五味》

《黄帝内经》提到,胃是"水谷之海",它能为人体补充能量,使五脏正常运行。一旦胃的功能出现障碍,身体的各个脏器就无法正常发挥作用,导致气血亏虚、运行不畅。这样肌肤就会因得不到气血的濡润而出现干燥、粗糙、长皱等早衰现象。因此,女性若想拥有完美的肌肤,养胃是关键。

养胃防病的饮食方案

□ 两种健胃的黄金食材

1. 土豆

土豆能够帮助吸收食物,增强胃功能,有健脾利湿的作用。另外,由于它是温性食物,所以易上火的人和患有寒证的人都可放心食用。

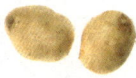

土豆

2. 圆白菜

圆白菜含有丰富的维生素U,具有修复体内损伤组织的作用,能有效预防胃炎及胃溃疡。此外,圆白菜的外层叶子还含有修复溃疡所必需的钙。

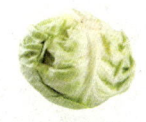

圆白菜

□ 养胃防病的民间便方

【柿干松子茶】

【配方】柿干5片,松子适量。

【做法】将5片柿干切块，加水刚好盖过柿干后，大火煮滚，放入松子并转为中火焖煮约3分钟即可饮用。
【功效】养胃健脾，适用于胃炎。

【黄连汤】

【配方】黄连、栀子各9克，黄芩、黄檗各6克。
【做法】黄连、黄芩、黄檗、栀子用纱布包扎好，加入6000毫升水，煮至剩下2000毫升水时即可服用。
【功效】促进胃肠蠕动、促进消化、增强食欲等。一次不宜过量服用，也不可久服。

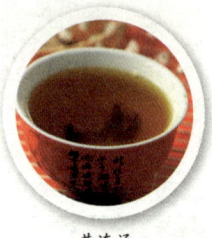

黄连汤

增强胃动力的特效按摩法

①被按摩者取仰卧位，按摩者双手摩擦变热以后，双手重叠掌心放在被按摩者的上腹胃脘部，沿顺时针方向摩擦，注意摩擦时用力要稍重，每次5分钟，至被按摩者感觉温热为宜（图①）。

②用拇指指腹按压被按摩者的中脘、神阙、巨阙穴（图②），每穴每次各3分钟，至被按摩者感觉酸胀为宜。

③将食指、中指、无名指并拢，沿被按摩者的身体前正中线进行上下按摩，注意按摩时力度要适中，反复3分钟（图③）。

④用拇指按压被按摩者的足三里（图④），注意按压时用力要稍重，每次3分钟。

⑤被按摩者改为俯卧，按摩者用拇指指腹按压被按摩者的胃俞、肝俞、脾俞、膈俞穴，注意按压时用力要稍重，每穴每次各3分钟。

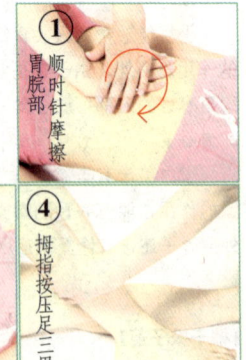

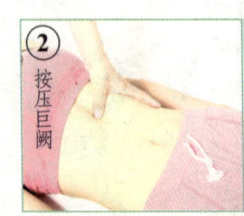

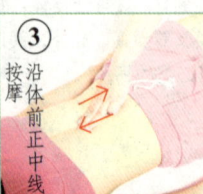

① 胃脘部 顺时针摩擦
② 按压巨阙
③ 沿体前正中线按摩
④ 拇指按压足三里

二十、《黄帝内经》教你养膀胱
——津液充足，美颜无忧

内经原文

膀胱者，州都之官，津液藏焉，气化则能出矣。

——《素问·灵兰秘典论》

《黄帝内经》提出，膀胱能把精液气化，从而预防由全身津液不足引起的肌肤干燥、口干舌燥等情况。如果膀胱出现问题，就会影响津液的运行，从而引发各种皮肤问题，甚至导致疾病。因此，膀胱的保养同样不可忽视。

对膀胱有益的中药

1. 萹蓄

萹蓄不仅具有利尿通淋、止痒的功效，还对黄疸、膀胱热淋等症有缓解作用，故有膀胱病变者可服用。

2. 车前子

车前子具有祛痰镇咳、利尿止泻、凉血去热、消除结痂、强阴固精等功效，对膀胱炎、尿血、泻痢、目赤肿痛有显著疗效。

强健膀胱的保健操

以下这组动作可增强膀胱的功能，预防膀胱疾病。

①**锻炼耻骨运动**。取站姿，手肘弯曲，以右手握住左腿膝盖，上半身向前屈，左腿保持直立。然后换成左手握住右膝盖，右腿保持直立（图①）。

②**拉紧、松弛韧带运动**。用力缩紧肚脐，保持一段时间后缓缓拉动下腹部

肌肉。

③**收缩腹部运动**。用力收缩肚脐周围的腹部肌肉，以拉动丹田穴，从而与命门穴产生共振（图②）。

④**提肛运动**。将肛门使劲向上提缩，似憋大便状（图③）。

⑤**前后移动大腿运动**。端坐在椅子上，小腿与地面呈直角，然后以膝盖为轴心前后轻移双脚，右小腿向前移动时，左小腿同时向后移动（图④）；左小腿向前移动时，右小腿同时向后移动（图⑤）。两腿交替进行，以此拉动腹部、臀部、尾椎等部位的穴位，缓解膀胱炎。

⑥**上下拉腰运动**。端坐在椅子上，将意识控制在腰部，持续弯腰收腹（图⑥），接着恢复起始姿态，直腰（图⑦），重复5~8次。

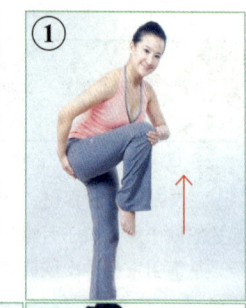

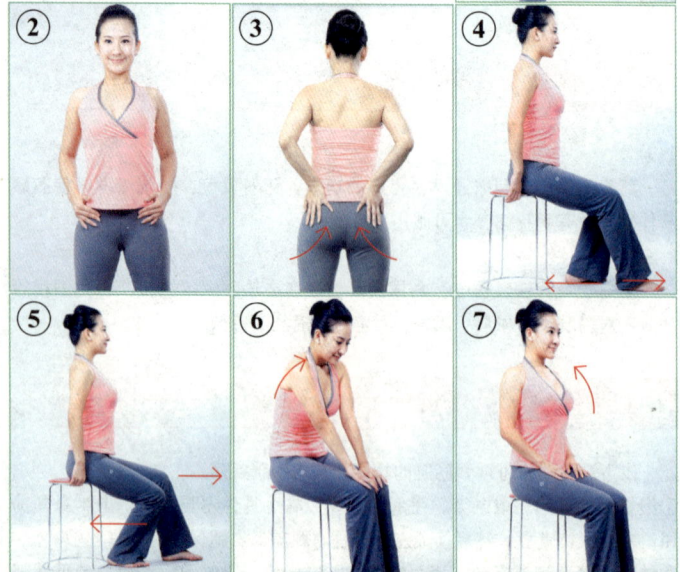

二十一、《黄帝内经》教你养三焦
——气血畅通,"花期"永驻

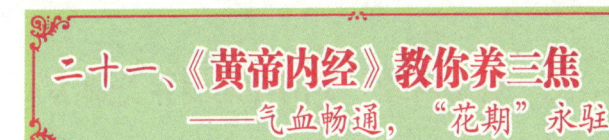

内经原文

三焦者,决渎之官,水道出焉。

——《素问·灵兰秘典论》

三焦是整个人的体腔,包括上焦、中焦和下焦。上焦是膈以上的部位,包括心、肺等;中焦是膈以下、脐以上的部位,包括脾、胃等;下焦是脐以下的部位,包括肾、膀胱、大小肠等。《黄帝内经》的藏象学说认为,三焦是人体气血、津液上下贯通的通道。如果三焦不畅,就会致使气血滞留,引起头晕、耳鸣、咽痛、胸腹胀闷等不适,还会引发青春痘、皮肤粗糙、肤色萎黄等皮肤问题。因此,只有三焦通畅,气血正常运行,女性才能身体健康、容颜美丽。

调理三焦的养生药材——栀子

栀子味苦、性寒,归心、肺、三焦经。栀子最显著的功效便是清三焦火,此外,还具有清热利尿、凉血解毒的作用,可改善热病心烦、目赤肿痛、火毒疮疡等症状。

保养三焦的特效经络——手少阳三焦经

手少阳三焦经是人体上一条重要的美容经。西医根据三焦经的功能特点将三焦经等同于内分泌系统,因此脸上长斑、脸色差、皮肤黯淡、长痘等由内分泌失调导致的症状,都可以通过按摩三焦经予以缓解。

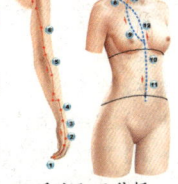

手少阳三焦经

二十二、《黄帝内经》中的经期调养美颜法

内经原文

岐伯曰：女子七岁，肾气盛，齿更发长。二七，而天癸至，任脉通，太冲脉盛，月事以时下，故有子。三七，肾气平均，故真牙生而长极。四七，筋骨坚，发长极，身体盛壮……丈夫八岁，肾气实，发长齿更。二八，肾气盛，天癸至，精气溢泻，阴阳和，故能有子。三八，肾气平均，筋骨劲强，故真牙生而长极。四八，筋骨隆盛，肌肉满壮。

——《素问·上古天真论》

《黄帝内经》中提到的"天癸"指的就是女性的月经。月经对女性养颜具有重要意义。如果月经顺和，则气血畅通，百病不生，面色红润；反之，女性则会出现行经腹痛、周身不适、面色苍白等症状。另外，月经周期还会影响皮肤的好坏。例如，月经来潮的前2～3天，皮肤往往趋于干燥，毛孔也会变得粗大，这一切都与激素分泌减少有关；经期过后，排卵前1周，激素分泌量增多，肌肤胶质作用活化，皮肤就会变得有弹性，颇富光泽，气色好，皮肤状况稳定；排卵结束后的1周，卵细胞激素作用转强，但黄体素也增多，因此肌肤状况不稳定，皮脂分泌逐渐增多，黑色素活化，可能会长暗疮。

调经养颜的民间妙方

【生姜汁】

【配方】生姜25克，红糖50克。

【做法】先用适量清水将生姜煎制，待水沸后加入红糖即可。

【用法】腹痛时服下。

【功效】改善行经腹痛，驱寒，使肤色红润。

【红枣花椒饮】

【配方】红枣10颗,生姜25克,花椒10克。

【做法】将红枣、生姜和花椒一起放在锅里,水煎即可。

【用法】腹痛时服下或经前两天预服,每日1剂,分早、晚两次分服。

【功效】改善经期腹痛、怕冷等症状,使皮肤滋润、有光泽。

【益母草饮】

【配方】益母草15克,红糖适量。

【做法】先用水将益母草煎制,水沸后加入红糖即可。

【用法】腹痛时服下。

【功效】此方适用于因月经不调而导致的痛经者,还能带来好气色。

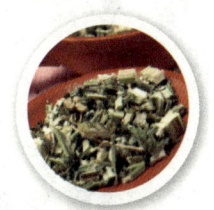

益母草

【当归红花酒】

【配方】当归30克,红花20克,丹参、月季各15克,米酒1500毫升。

【做法】将红花、当归、月季和丹参一起研末,再用纱布包好,然后浸入米酒中,封口,待7日后即可饮用。

【用法】将酒温热,空腹服下。每日分两次服用,每次15～30毫升。

【功效】此方具有调经养血、理气活血的功效,可减轻痛经、月经不调等症。

调经美容的保健操

①**抖动**。自然站立,全身放松,双手自然下垂于身体两侧,双脚分开与肩同宽(图①)。先做几次深呼吸,接着双膝微屈,呈稍微下蹲状(图②),然后自然轻松地抖动全身,抖动的时间为1～2分钟。其间,抖动的频率为每分钟约150次,且抖动得要有弹性和节律。待至快停止时,动作要逐渐地减慢,直至完全停止,不宜忽然停下。

②**转肩**。自然站立,全身放松,双手自然下垂于身体两侧,双脚分开与肩同宽,先调整呼吸,然后双肩按向上、向后、向下、向前的顺序转360°(图③),连续转10次。随后,肩膀再顺序向上、向前、向下、向后转360°,连续转10次。两个动作做完之后,再深呼吸一下,抖动转肩,有助于舒肝通络、活血顺气。此动作能缓解因月经不调而引起的痛经和闭经。

③**转圈**。先在腰骨最突出的部分用力缠上宽皮筋和长筒袜,然后自然站立,双手叉腰,双脚分开与肩同宽,慢慢转圈以扭动腰部,自左向右和自右向左各转20圈。此动作能够促进下半身的血液循环,减轻痛经,调整月经不调。

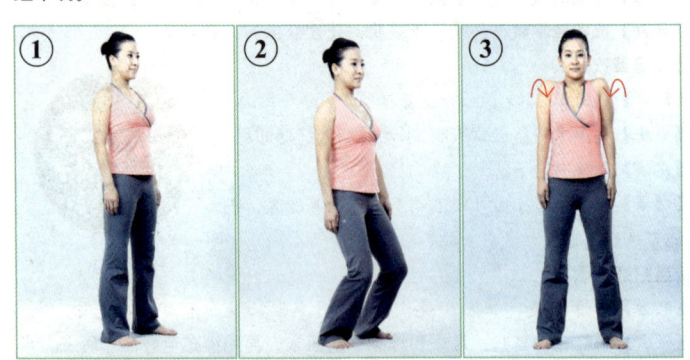

国医小课堂

缓解痛经的外治法

①**热毛巾敷法**。用热毛巾热敷下腹部可帮助缓解因月经不调而引起的痛经。

②**葱白生姜敷法**。将葱白100克、生姜50克、食盐250克共捣烂后一起炒热,用净布包好敷于气海穴,1日两次。

③**益母草敷法**。将益母草和苎麻根各100克洗净、切碎,再加黄酒一起炒热,敷于小腹即可,1日可敷两次。

④**吴茱萸敷法**。将肉桂和吴茱萸各10克,与小茴香20克一起共研成细末,再倒入适量白酒一起炒热,用布将所有材料包好敷于脐部,冷却后可再炒再敷。此法适用于寒湿凝滞型月经不调。

⑤**青盐白芷敷法**。将白芷10克、青盐100克、五灵脂6克共炒热后,用布将其包好敷于小腹部即可。1日可敷两次。

⑥**泡脚**。用热水泡脚能够缓解月经不调带来的不适。在泡脚时,如果水凉了要及时添加热水,否则会适得其反,泡脚的时间以15分钟为宜。

二十三、《黄帝内经》倡导的经穴疗法

内经原文

十二经之多血少气,与其少血多气,与其皆多血气,与其皆少血气,皆有大数。其治以针艾,各调其经气,固其常有合乎。

——《灵枢·经水》

故圣人杂合以治,各得其所宜,故治所以异而病皆愈者,得病之情,知治之大体也。

——《素问·异法方宜论》

形乐志苦,病生于脉,治之以灸刺。形乐志乐,病生于肉,治之以针石。形苦志乐,病生于筋,治之以熨引。形苦志苦,病生于咽嗌,治之以百药。形数惊恐,经络不通,病生于不仁,治之以按摩醪药。

——《素问·血气形志》

经络是人体的一种奇特的生命结构。《黄帝内经》提出,经络如网状遍布全身,经气濡养着人体的五脏六腑。经络线上有数百个穴位,刺激这些穴位便可通过经络作用于全身。针灸、按摩、刮痧、拔罐就是按经络原理进行的、启动人体自愈力的治疗手段。中医通过针灸和按摩等手段激发人体经络、穴位之经气,达到调畅经脉气血,使人体五脏六腑之生理机能达到最佳工作状态,为人体的健康长寿保驾护航,同时也起到美容养颜的作用。

四种常见的经穴疗法

▢ 推拿按摩

按摩是经穴疗法之一,是指按摩者运用自己的双手作用于被按摩者的体表、受伤的部位、不适的所在,依据人体经络、特定穴位,运用推、拿、按、摩、揉、捏、点、拍等形式多样的手法进行治疗，达到疏通经络、理气活血、散瘀止痛、祛邪扶正、调和阴阳、美容养颜的疗效。

中医认为，按摩能够达到平衡阴阳、调理脏腑、疏通经络、行气活血、温经散寒、消肿止痛、祛风除湿等作用，从而防病治病，保健养生。用现在科学理论来解释按摩的具体作用有：通过刺激末梢神经，促进血液、淋巴液在血管、淋巴管及组织间的代谢，协调各组织、器官间的功能，提高机体的新陈代谢水平；按摩手法的机械刺激将机械能转化为热能，提高局部组织的温度，促使毛细血管扩张，降低血液黏滞性，减少周围血管阻力，减轻心脏负担；按摩具有抗炎、退热、提高免疫力的作用；能够疏通经络，保持机体阴阳平衡；缓解肌肉紧张，促进关节灵活，消除身心疲劳。

□ 刮痧

刮痧疗法是指应用光滑的硬物器具或手指、金属针具、瓷匙、古钱、石片等，蘸上食油、凡士林、白酒或清水，在人体表面特定的部位，反复进行刮、挤、揪、捏、刺等物理刺激，造成皮肤表面瘀血点、瘀血斑或点状出血，以治疗疾病的一种方法。刮痧使经络穴位处充血，改善局部微循环，从而起到祛除邪气、疏通经络、舒筋理气、祛风散寒、清热除湿、活血化瘀、消肿止痛的作用，以增强机体自身潜在的抗病能力和免疫机能，从而达到扶正祛邪、防病治病的目的。

□ 针灸

针灸是个复合名词，分别指针刺和艾灸两种不同的中医治疗方法。针刺和艾灸常相互配合，相互补充。灸有久的含义，艾灸对许多病情缠绵的

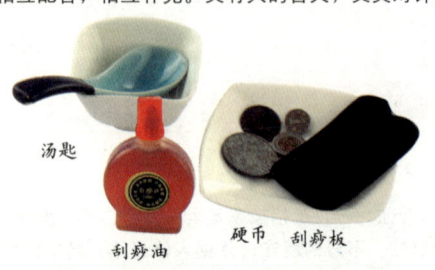

汤匙　　刮痧油　　硬币　刮痧板

慢性病具有独特疗效，是针刺的补充。

>>针刺养生

针刺养生，就是用毫针刺激一定的穴位，运用迎、随、补、泻的手法以激发经气，使人体新陈代谢机能旺盛起来，达到强壮身体、益寿延年的目的。选穴以具有强壮功效的穴位为主，选穴也不宜过多。可选用单穴，也可选用几个穴位为一组同时进行。欲增强某一方面机能，可用单穴，以突出其效应；欲调理整体机能，可选一组穴位，以增强其效果。在实践中，可酌情而定。施针时，刺激强度宜适中。一般来说，留针不宜过久，得气后即可出针；针刺深度也应因人而异，年老体弱者及小儿，进针不宜过深；形盛体胖之人，则可酌情适当深刺；遇过饥、过饱、酒醉、大怒、大惊、劳累过度、孕妇及身体虚弱者，不宜针刺。

>>艾灸养生

艾灸养生是在身体某些特定穴位上施灸，使用艾绒、艾条或其他药物放置体表的腧穴或疼痛处烧灼、温熨，借灸火的温热力及药物作用，通过经络的传导，达到和气血、调经络、养脏腑、益寿延年的目的。艾灸不仅用于强身保健，也可用于久病体虚之人的治疗，是我国独特的养生方法之一。

灸法可辅以市售各种灸器。艾灸较常用的工具是艾绒，这是因为艾绒燃烧时温和持久。更重要的原因是艾绒燃烧辐射出的热能，其频率、振幅与冬日的阳光最接近，易于引起人体的共振，因而渗透性、穿透力特别强。

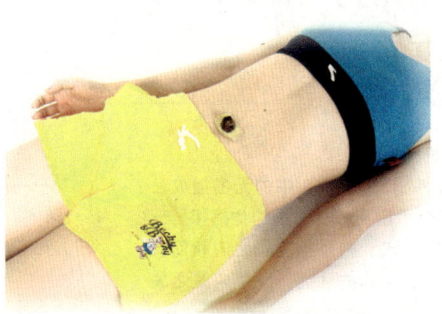

艾灸的方法有很多种，目前常用的就是用点燃的艾条灸烤穴位，可火头向下，也可火头向上，下面与皮肤接触的地方可放上姜片，或者把它挂在刺入体内的针柄上。还可把艾绒捏成如莲子大小的圆锥形

在神阙穴做隔姜灸或隔盐灸可以延年益寿

艾炷，直接放在穴位上点燃，称为一壮。一般每天3~7壮，可连续灸达数百壮。还有用艾绒搓成绳，点燃以后快速烧灼相关穴位，类似于灯火灸。

拔罐

拔罐法是民间对拔罐疗法的俗称，又称"拔罐子"或"吸筒"。它是借助热力的物理方法排除罐内空气，利用负压使其吸着于皮肤，造成瘀血现象的一种治病方法。这种疗法可以逐寒祛湿、疏通经络、行气活血、消肿止痛、拔毒泻热，具有调整人体的阴阳平衡、解除疲劳、增强体质的功能。

比较好掌握而且安全的是抽气罐。拔罐时，在治疗部位涂上一层凡士林或油膏之类的润滑剂，当罐吸着后，将罐推拉移动，待局部充血出现红晕为止称走罐法。走罐法常用于经络刺激。拔罐后出现的红色或紫色印迹，称罐斑，一般来说无病者多无明显罐斑变化。皮肤的这些变化属于拔罐疗法的治疗效应，可持续一至数天。

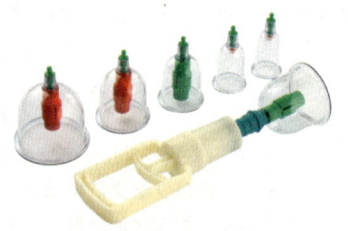

抽气罐一般有多种型号，可以根据不同需求选用

祛病养颜的八大名穴

内关穴——解除心慌、延缓衰老

将一手3个手指头并拢，把3个手指头中的无名指放在另一手手腕横纹上，这时3个手指头并拢的手的食指和另一手手腕交叉点的中点就是内关穴。内是指胸膈之内和前臂内侧。本穴主治胸膈痞塞不通引起的病症，犹如内藏之关隘，故名内关。

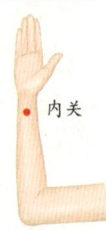

内关

内关为八脉交会穴之一，通阴维脉，且内关还属手厥阴心包经，因此长于治疗心脏的病症。现代研究表明，内关对心率具有双向调节作用，心率快的，刺激内关可变慢；心率慢的，刺激内关可变快；总之，按摩内关穴可将心率向正常范围调节。内关穴为手厥阴心包经络穴，与三焦相通，刺激内关穴既可以养心，又可以调理三焦。另外，内关穴还可调理全身气血，进而抗衰美颜。

□ 外关穴——通经活络、恢复听力

外关位于腕横纹上3横指、尺骨和桡骨之间，因位置与内关相对而得名。

本穴具有较好的解表祛风、活络止痛作用，因此对急性腰扭伤、落枕、肩周炎等有不错的疗效。当坐飞机感觉耳塞的时候，点揉外关穴，可缓解两耳发闷、疼痛的不适感。

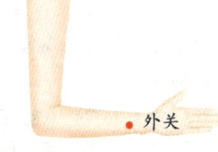

□ 照海穴——告别咽痛和失眠

照海在足内侧，内踝尖下方凹陷处。照，光明所及；海，百川所归。此穴主治目疾之广似病，故名照海。

凡由阴虚火旺引起的失眠、咽痛、眉棱骨内端疼痛者，都可以通过按揉照海穴来改善症状。另外，按揉照海穴还可以改善女性行经腹痛、月经不调等症。

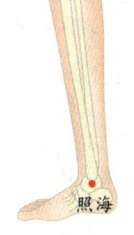

□ 申脉穴——温阳、驱冷

申脉在足外侧部，外踝直下方凹陷中。申，同"伸"，该穴主治筋脉挛急，使血脉畅通、筋脉得伸，故名申脉。

申脉为膀胱经穴，又为八脉交会穴之一，不仅能舒筋活络，也能振奋阳气，治疗运动系统疾病及泻泄等症。体质偏寒的女性，尤其是平时手脚冰凉的人可以用艾灸或者用热宝等温熨申脉穴，常能明显感觉到有一股暖流自脚下缓缓升起，既可预防感冒，还可增强免疫力。

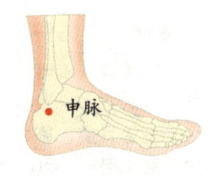

□ 列缺穴——专治落枕、偏头痛

列缺一般指缺口之器。因列缺穴所处手腕侧，在桡骨突起的分裂缺口处，故名列缺。

两手虎口自然交叉，一手食指按在另一手的桡骨茎突上，食指尖到达的凹陷处即为此穴。

列缺是手太阴肺经络穴，与手阳明大肠经相通。列缺穴对头痛、偏头痛具有不错的辅助疗效；平时感到颈项不适或发现颈项僵硬疼痛，按揉一下列缺穴，疼痛就会迅速减轻。

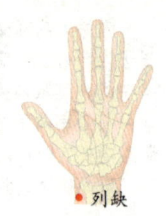

□后溪穴——统治一切颈肩腰椎病

后溪穴在手掌外侧，微握拳，位于第五掌指关节后的远侧掌横纹头赤白肉际处。

因为本穴为八脉交会穴之一，通督脉，而督脉循行在后正中线，故名后溪。后溪为小肠经之输木穴，擅长治疗颈肩腰椎疾病。工作之余，滚揉后溪穴对颈椎、腰椎非常有好处，对保护视力也有益。

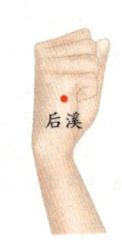

□公孙穴——摆平痛经及脾胃疾患

取仰卧姿势，大趾本节后一寸，骨上端与楔状骨相接处，正当脚弯弓之下赤白肉际陷中便是该穴；若正坐合足，为两足弓相距最远处。

本穴为八脉交会穴之一，通冲脉，对于气机不利，气逆上冲的心、胃、胸膈疾患，如呕吐、呃逆、反胃等皆有非常好的治疗功效。另外，公孙穴也是治疗妇科病的良药。

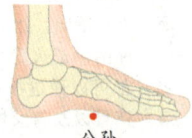

□足临泣穴——守护身体少阳之气

足临泣穴在足背外侧，在足四趾关节（第四趾趾关节）的后方，小趾伸肌腱的外侧凹陷处。此穴经气上通于目，主治目疾。临，含上对下之义，该穴与头上的胆经腧穴头临泣相对，因而得名。

足临泣穴是足少阳胆经的腧穴，刺激本穴对胁肋疼痛、足跗肿痛等有很好的疗效。清晨起床后口苦咽干，这是典型的少阳病，体内有热，可以在临睡前点按足临泣穴来改善症状。经常看电视或用电脑者，眼睛经常发干，时常按揉足临泣穴，可以减轻症状。

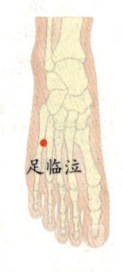